ケアする人の対話スキルABCD

堀越 勝

国立精神・神経医療研究センター
認知行動療法センター

日本看護協会出版会

はじめに

対話で、ケアが変わる

　医療や福祉の分野に従事している皆さんは、広くいえば人をケアすることを職業としています。患者、クライアント、相談者などケアする対象の呼称はさまざまであり、それぞれの職種に専門的なケアの技がありますが、いずれの職種にも共通していることがあります。それは、つねに「対話」を基礎としたコミュニケーションがある点です。ケアはたいてい対話で始まり、個々のケアをつないでいるのも対話です。こうしてみると、ケアに占める対話の比重がいかに大きいかに気づかされます。

　人は誰でも日常的に対話を行っていますが、よい対話はそれだけでよいケアとしての機能を果たしてくれます。反対に、専門的なケアの技術を十分もっていても、対話がうまくいかない場合には本来提供できるはずのケアを100％実現できないという残念なことも起こりえます。ケアのプロフェッショナルとしては、対話はあなどれないものなのです。

　では、どんな対話であれば、よいケアの実現につながるのでしょうか。そもそもケアにおける対話とはどのような意味をもつのでしょうか。

　本書では、こんな素朴な問いを、皆さんが重ねてこられた豊かな経験をベースにして振り返りながら一緒にたどってみたいと思います。

　ここで、念のために、ケア（care）という語を辞書で引いてみることにしましょう。

　そこには、「心配」「心労」「悩みの種」「骨折り」「関心」「手当て」「気を配ること」「世話をすること」「面倒をみること」などの名詞とその動詞が並んでいます。

　ここからわかるとおり、ケアには、「ケアする側」と「ケアされる側」の双方が存在しています。少し乱暴ないい方をすれば、ケアする側は手

のかかることを請け負っている側であり、ケアされる側は面倒や気苦労をかける側といえます。両者のあいだにケアがあり、それが両者をつないでいるのです。

　では、ケアするのは、他人の厄介事を引き受けるいやな仕事かといえば、そうではないことを皆さんはすでにご存じです。苦しんでいる人は、自分では手に負えない問題を抱えて、誰かの手を必要としています。一方、その人の重荷を一緒に担ったり、痛みを分かち合ったり、しばらくそばに寄り添ったりすることは、けっして楽ではないことも事実です。

　けれども、不思議なことに、ケアされる当事者の個別の問題をめぐって、この両者が出会い、心を開いた対話ができるようになって、求められていたケアが双方の働きかけを通じて現実に姿を現すと、ケアされる側はもちろん、ケアする側にも想像を超えた喜びがもたらされます。

　ケアに従事するとは、この深い喜びを享受できる希少な職であり、恵まれた職であるといえるのではないでしょうか。おそらく皆さんは、ケアを必要としている人の役に立ちたいという思いを胸に抱いて、今の職に通じる扉を叩き、ケアのプロフェッショナルとしての研鑽に励みながら、こうして今日も現場に立っているのだと思います。そして、もっと相手の役に立ちたいという思いをずっともち続けておられることでしょう。

　さて、そうしたケアが成立するには、ケアする人とされる人が出会い、ケアの目的にかなう関係がつくられることが必要です。関係は主として対話をもって展開されることを考えれば、コミュニケーションの基礎的なスキルは、広くケアに従事する人に求められているものだといえます。

　私は現在、認知行動療法をはじめとした精神療法の臨床ならびにその教育・普及を行っていますが、臨床家としてのスキルを米国で積みました。そこでは、多様な精神療法を専門的に学び深めていく以前に、コミュニケーションの基本を徹底的に訓練されます。臨床家である以上は、知識を頭に入れているだけでは十分でなく、知識をスキルに変換して、実践でつかいこなせなければ意味がありません。基礎に始まって専門を

深めていくその訓練は相当ハードなものとなります。

　ただ、相手と関係を構築するうえで土台となる基礎的なコミュニケーションのスキルは、精神療法の専門家にかぎらず、ケアに従事する人が共通して身につけておけば、間違いなく現場で役立つスキルといえます。日本には、それを体系的に学んだり訓練したりする機会が少ないと感じていたことが、この本を著すきっかけになりました。

　患者さんやクライアントとの関係づくりには、順序に沿ったステップがあり、作法とも呼べる基本的な法則や型があります。こうした法則や型を身につけていれば、ケアの対話で起こる障害を回避できるだけでなく、現場で遭遇するさまざまな状況に余裕をもって柔軟に対応する力を自ら育んでいくこともできます。

　対話に苦手意識があり、それはもって生まれた素質やセンスに拠るものだから仕方ないと思っている方もいらっしゃるかもしれませんが、対話のスキルは、訓練をとおして一定のレベルに達することのできるスキルです。それはいつの段階から学んでも上達します。また、私たちは誰もが知らず知らずのうちに身につけた対話スタイルをすでにもっていますが、それをケアのプロフェッショナルの視点で振り返り、意識的につかえるようにするだけでも効果があります。

　本書は、ケアにおける対話について、それが何であるかを述べるだけでなく、対話のテクニックを、いつ、どのように、どの順序で実践に用いるのかについて解説し、ケアする人にとって実践に有効な書になることをめざしました。知識として知っているにとどめず、知識を実践でつかえることを念頭に置きながら、練習課題もふんだんに用意しました。

　ケアの目的に向かって変化し深まっていく患者さんとの関係とそこでの対話を、ABCDの順に進む4つのステップからなる型で理解していただこうと思います。

　1章では、対話にひそむ落とし穴をチェックしながら、皆さんそれぞれの現在の対話スタイルを振り返っていただくことから始めています。

そして、2章ではABCDからなるケアの対話の型をみていき、3章では実践でつかえるスキルを身につけていただこうと思います。

　よいケアを実現するには、相手を助けたいという気持ちだけでは不十分です。そこにはスキルが必要ですが、スキルだけでも足りません。戦略を練る頭と、成り行きをクールに見つめる俯瞰の目が必要です。

　本書は、それら全部を1冊にまとめて紹介する、いわばケアするためのレシピ本です。材料を適当に混ぜ合わせるのではなく、「ケアの対話をつくるには、こんな材料をこの順番で配合するとよい」という手順と方法とコツを示しました。レシピに沿って練習を重ね、いつでも、どんな条件でも、質の高いケアを提供できるようになっていただきたいと思います。

　本書をとおして、皆さんのケアの技が一層豊かに表現されることにつながれば、著者としてこれ以上の喜びはありません。

堀越　勝

ケアする人の対話スキルABCD

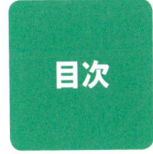
CONTENTS

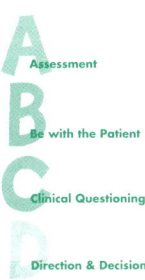

はじめに　対話で、ケアが変わる……3

1章 ケアの対話とは……11

1 対話スキルがなぜ必要なのか……13
ケアの対話は宝探し……13
ケアの対話と雑談のちがい……14
効率よくケアの目的をかなえるために……18

2 対話全体を俯瞰する……20
ピンポン・ラリーになっていないか……20
対話のリズムに「ため」をつくる……21

3 自分の対話スタイルを知ろう……24
対話のなかの落とし穴に備える……24
1. 「はい」「いいえ」「わからない」を聞けているか……25
2. あいさつでスタートしているか……28
3. 声や表情に意識を向けているか……30
4. 相手の話を最後まで聞いているか……33
5. 相手のコミュニケーションのレベルに合わせているか……36
6. 沈黙をうまく扱えているか……42
7. 腹話術話法のわなにはまっていないか……44
8. 相手からフィードバックをもらっているか……46
9. 相手の感情をとらえているか……48
10. 自分自身をケアできているか……51

2章 型を覚えよう ... 55

1 ケアの対話には「型」がある ... 57
達人も最初は「型」から ... 57
型を知れば、対話はケアになる ... 58
失敗からも学ぶ実験的な態度で ... 59
ケアの目的を意識した対話を ... 60
対話をケアにするには ... 62
対話の順序がケアをつくる ... 64

2 ケアをつくるABCDの流れ ... 66
ケアの対話の大きな流れ ... 66
うまくいかないときは1つ前のステップに戻る ... 68

3 ステップA (Assessment)
──「どうしましたか?」の質問でケアをスタートする ... 70
まずは「聞く」に徹する ... 70
相手の返答からアセスメントする ... 72

4 ステップB (Be with the Patient)
──相手を支え、関係をONにする ... 75
ケアの質は対話で決まる ... 75
ケアの対話に必要な関係づくり ... 77
ケアしやすい関係をつくる ... 78
制限のなかでケアを実行する ... 79
相手を押せば、押し返されるか、逃げられる ... 80
関係のONとOFF ... 84
関係をONにする2つのレベルと3つの方法 ... 87
共感で安全な場所を提供する ... 88
支持しながら問題に焦点を当てていく ... 91
ラポートづくりにスキルは有効 ... 92
どうしてもONにならないときは、「両価性」「葛藤」を疑う ... 93
予想どおりにいかないときもあると割り切る ... 95

5 | ステップC（Clinical Questioning）
──質問で目的地を一緒に探す ……98
質問で何ができるのか……99
質問で縦・横に焦点を動かす……102
閉ざされた質問・開かれた質問・ソクラテス式質問……104
質問のタイプ別の特徴……107
ソクラテス式質問のつかい方……109

6 | ステップD（Direction & Decision）
──行動か認知に動かす ……112
どのルートで、どこに動かすか……113
問題をどう理解すればケアになるか……115

3章 スキルを身につけよう ……121

1 | 対話の土台をつくるスキル ……123
対話の場をつくるスキル……123
　最後まで聞く【練習1〜4】……123
対話に「ため」をつくる足踏みスキル……128
　① うなずきを変える【練習5〜8】……129
　② ハ行で返す──ハ行の返答で相手に理解を示す【練習9・10】……131
　③ 繰り返してもらう【練習11・12】……133
　④ ひとり言を言う【練習13・14】……135
　⑤ 話をまとめてもらう【練習15】……136
　⑥ 図をつかって外面化する【練習16】……138
　⑦ フィードバックをもらう【練習17】……139

2 | 関係をONにするステイ・スキル ……141
関係をONにするステイ・スキル……142
　① 共感──状況に合う感情を返す【練習18〜21】……142
　② アクセント返し──単語を強調して返す【練習22〜25】……146
　③ オウム返し──文をそのまま返して強調する【練習26〜28】……150
　④ つまり返し（言い換え）──相手の話を言い換える【練習29〜31】……153

⑤ まとめ返し——相手の話の要点を整理する【練習32・33】……155
　　感情エクササイズ①……158
　　感情エクササイズ②……159
　　アクセント返しエクササイズ……160
　　つまり返しエクササイズ……161

3 | 相手と目的地を探すムーブ・スキル
——ソクラテス式質問……163
- ソクラテス式質問の概要……164
- ソクラテス式質問の8方略……167
  - ①「す」：数値化する【練習34・35】……168
  - ②「ぐ」：具体化する【練習36・37】……170
  - ③「し」：証拠を探す……173
  - ④「か」：感情を追う……174
  - ⑤「く」：口癖を拾う……174
  - ⑥「か」：慣用句に着目する……176
  - ⑦「く」：比べる……177
  - ⑧「ほ」：ほかの考えを引き出す……177
    - ソクラテス式質問練習課題【練習38・39】……178

4 | 行動か認知に動かす方向づけのスキル……180
- 行動に動かす……181
- 認知に動かす……183
- どのルートで、どこに動かすか……184
  - 行動か認知に動かす練習課題【練習40〜47】……185

5 | 対話スキルの総合課題に挑戦しよう……191
- 対話スキルの総合課題【練習48〜50】……192

あとがき……197

Column　聞くスピードと話すスピード……23
　　　　　相手のことばの真意……29
　　　　　「気持ち」って？……41
　　　　　受け入れことばと拒みことば……74
　　　　　2つの「支持」と「指示」のジレンマ……97
　　　　　共感ことばの3種の神器……119
　　　　　録音や録画で自分を客観的に眺めてみよう……127
　　　　　プロフェッショナルの仕事……195

1

ケアの対話とは

この章では

　いくつかの約束事を踏まえれば、対話はそれだけでケアになります。
　その約束事を学ぶ前に、ふだんのご自分の対話スタイルを振り返ってみましょう。すでにできていることがおそらくほとんどかもしれませんが、意識的に俯瞰して見直すだけで、対話スキルはぐんとアップします。
　10のチェックポイントを1つずつみていきましょう。

1 対話スキルがなぜ必要なのか

ケアの対話は宝探し

　私たちはケアをするとき、「私はケアする人なのだから、相手に役に立つ何かを提供しなきゃ」とつい力が入ってしまいそうになります。けれど、実際には、相手に「あなたはこうすべきです」「こうするのがベストな解決法です」と、いつでも明快な答えを用意できるわけではありません。また、そうすることがケアすることなのかといえば、それも疑問です。

　なぜなら、**ケアというのは相互作用のなかに成立するもの**だからです。ケアする側がいつでも相手に何かを提供する役割に終始するということはありませんし、ケア従事者である私たちも、相手からいろいろな情報をもらいながらケアを行っているものです。

　たとえば、お子さんに何か誕生日のプレゼントをしようというとき、お子さんが必要としているものを親が勝手に考えてプレゼントを用意することもできますが、お子さんに欲しいものや必要なものを聞いて、そのうえでプレゼントを選ぶこともできます。いったい、どちらのほうがお子さんの喜ぶ顔を見られるでしょうか。

ケアをする場合もこれと同様に、相手からいろいろな情報をもらいながらケアを進めていくほうが、相手の満足感を得ることができます。こちらが一方的に提供してばかりだと、上から目線で相手に指示や忠告をすることになったり、与えるばかりで自分のほうが燃え尽きたり、それが高じて怒りや不満が溢れ出てきたりすることもあります。

　言い換えれば、ケアする側が相手からどれだけたくさんのものをもらいながらケアしていけるかが鍵になるのです。

　相手からもらえるものは、情報だけではありません。喜びという金品以上の思いがけない宝物をもらうことも少なくありません。そのことは、すでに皆さんもご存じでしょう。相手から自分にとっても有益な何かをもらうには、まず相手のことばに耳を傾けることからスタートです。

　ケアの対話はまさに宝探し。相手のなかにきらりと光る大事なものを探し出し拾い上げる作業が、ケアというわけです。

ケアの対話と雑談のちがい

　ケアにおいて、対話は重要な役割をもっています。ケアの対話は、雑談とは違います。いったい、どこに違いがあるのでしょうか。

　まずは、次の2つの会話場面をみてみましょう。

　【場面1】はAさんとBさんの対話、【場面2】はAさんとCさんの対話です。AさんとBさんはおそらく友人同

士、AさんとCさんはどうやら相談者とケア従事者のようです。

【場面1】 AさんとBさんの対話

Aさん：もういやになるよ、なんだかうまくいかないことばかりで。生きる意味がどこにあるんだろう、なんて考えちゃって……。
Bさん：いやあ、同感、同感。こっちも本当にいやになっちゃうことが最近多くてね。苦労して進めてた計画が思わぬ方向に行ってしまって、大損害を出したんだよ。
Aさん：私も不景気のあおりを食らって、実は会社が破産同然で……。どうしていいのか、もうわからないというか……。
Bさん：こっちも同じだよ。で、そっちは何か手立ては講じたの？
Aさん：いや、それがまだなんだけど……。
Bさん：早く動かないとだめじゃない。よいところを知っているから、紹介してもいいよ。
Aさん：うーん、でも、まあ……。そんな簡単じゃないというか……。
Bさん：だめ、だめ。こういうことは早いにかぎるって。
Aさん：うーん。
Bさん：任せてよ。このあいだはこっちが助けてもらったわけだし。明日、あらためて電話入れるよ。

【場面2】 AさんとCさんの対話

Aさん：もういやになります、なんだかうまくいかないことばかりで。生きる意味がどこにあるんだろう、なんて考えてしまって……。
Cさん：うまくいかないことばかりで、失望されているのですね。
Aさん：ええ、そうなんです。不景気のあおりを食らって、会社が破産同然

で……。
Cさん：破産同然だなんて、ただごとではないですね。これまでに何か具体的な手を打ってこられたのですか？
Aさん：それがまだ何も。
Cさん：何も手がつけられないほど大変だということなのでしょうね。それは困りましたね。
Aさん：本当にそうなんです。どうしたらよいのかわからなくて……。
Cさん：そうですか。たとえば、いますごく気がかりなことを3つ挙げていただくとすれば、何でしょうか？
Aさん：うーん、やはり負債のこと、家族のこと、自分のことですね。
Cさん：負債と、ご家族と、ご自身のことなんですね。その3つに重要だと思う順に番号をつけるとしたら、どうなりますか？
Aさん：うーん、やはり家族が1番かな。そして負債が2番で、これは何とかしないと。自分のことはその2つが何とかなれば……。
Cさん：なるほど。ご家族は大事ですよね。具体的には、ご家族のどういうことがご心配なのでしょうか？
Aさん：そうですねえ。まず……。（以下、具体的な話が続く）

【場面1】と【場面2】でAさんは対話の冒頭で同じ悩みを口にしています。ただ、対話が進むにつれて、話の流れとめざす方向が違ってきたことがわかります。

【場面1】のAさんとBさんの対話は、2人がどこでどんなふうに話しているのかまで想像できそうです。2人は対等の立場で意見を交換していて、対話はまるでピンポンのラリーのように、相手が言ったことばを即座に打ち返すように進んでいます。対話の終盤ではBさんがAさんを助けることになったようですが、以前にはBさんのほうがAさんに助けられたようで、援助する役がどちら

1　ケアの対話とは

かに定まっているわけではなさそうです。

　一方、【場面2】のAさんとCさんの対話では、明らかにCさんが援助役で、Aさんが助けてもらう側です。そして、その役回りは最後まで変わりません。Cさんには自分が援助者であるという自覚があり、援助するためのスキルを意識的に用いて、Aさんが自分で答えを出せるように導こうとしているのがわかります。【場面1】のBさんが、自分で思いついた妙案をAさんに何とか実行してもらおうと、やや押しつけがましいほどなのに対して、【場面2】のCさんは、まずAさんの気持ちを汲もうとする態度がみえます。そして、答えを簡単に提供することはせず、Aさんに質問をしながら、Aさんから答えを引き出そうとしているようです。

　この【場面2】のAさんとCさんの対話が、私たちがめざしたいケアの対話のかたちといえます。

　雑談であれば、その場で頭に浮かんだことを互いにとりとめなく話題にしていくだけで十分ですし、話があちこちに飛んでも、さして支障はありません。しかし、ケアにおける対話では、相手のことを慮って援助するという明確な目的とゴールがあります。そして、ゴールへ向かうプロセスにも一定の法則があります。【場面2】のCさんのように、Aさんから情報をもらいながら、Aさんが必要としていることを見極め、Aさん自身を問題解決の方向へ導いていくために対話スキルを駆使するのです。

　ケアの対話は目的指向。当たり前のことですが、このことをまず念頭に置きましょう。

効率よくケアの目的をかなえるために

　ケアにおける対話には、目的指向であることのほかにも特徴があります。

　いつも顔を合わせて互いの様子をうかがい知ることのできる家族や気の合う友人とは違って、患者さんやクライアントとの関係はたいていケアの現場に限定されます。その対話は、週に1度の来院時とか1日短時間のケア実施時といった時間的制約があります。

　そうした**制約のある条件下で相手と関係を築き、ケアの目的をかなえるには、ある意味でムダなく効率のよい対話**が求められます。もちろん、私がいう「ムダなく効率よい対話」とは、相手の気持ちや都合よりも時間短縮を優先する、という意味ではありません。むしろ、その逆で、全人的なケアを実現するために、制約ある条件下だからこそ、ケアの最終目的から外れない対話を全うする必要があるといえます。

　実は、**ケアの対話には法則や特性があり、目的をかなえるための型があります**。ケアの対話を目的に向かって実行するには、こうした型を覚えたり、スキルを習得したりすることが重要です。勘を頼りに、「たぶん、こんな感じでいいだろう」と思いながら対話するよりも、「こうすると、こうなるから、この方法でいく」という具合に、仕組みや具体的な方法を頭に入れて、いつでも同じように質の高い対話ができるように準備しておくほうが、提供するケアも全般的に安定します。ケアの対話のスキルをマスターすることは、間違いなくケア全般の質のアップにつながります。

1 ケアの対話とは

　私は、ケアの対話の型を「**ABCD**」の４つのステップで表してみました。この本の主眼は、ABCDで構成される型をマスターしていただくことですが、その前に、まずは対話がもっている一般的な特性や思わず足をとられがちな落とし穴をみておくことにしましょう。そして、すでにもっているご自分の対話スタイルについても、予め振り返っておくことにしましょう。

　そのためには、**俯瞰してみることが大切**です。俯瞰する習慣は、実践においてずっと役に立つものですから、この機会にぜひ身につけましょう。

2 対話全体を俯瞰する

ピンポン・ラリーになっていないか

　俯瞰するとは、上から全体を見下ろすことをいいます。**自分の置かれた状況を第三者的な目で客観的にとらえる**ことです。

　ケアの対話を俯瞰するとは、自分も含めて、相手を冷静に観察し、分析することです。自分が行っているケアや対話に、相手がどういう感情をもち、どう受けとめ、どんな反応をしているのかを常に意識しておくことは、プロフェッショナルの基本です。**相手の反応を把握し、それに対して次の手をどのように打ち、相手をどう導いてい**

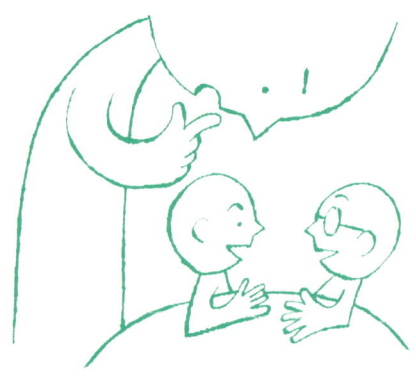

くかを考えながら対話を進めていく必要があります。それが、目的指向のケアの対話です。

　第三者的な目で見るとは野球やサッカーでいう監督のような目をもつことですが、実際に対話が始まると、自分たちがいまどこにいるのか、どこをめざしているのかを俯瞰し、どうやって目的地に行き着くのかなどを考える余裕をもつのはなかなか難しいものです。とくに、相手が間髪入れずに話すタイプであればなおさらです。

　目的指向の対話を実現するには、やはり**訓練が必要**なのです。精神療法家が積むような対話の訓練を要求しているわけではありません。ピンポン・ラリーになっていないかなどご自分の対話のリズムを意識的に見直すだけでも、対話を俯瞰する余裕をつくることはできます。

対話のリズムに「ため」をつくる

　対話のリズムというものは、育った環境や経験をとおして身につけているものです。リズムは、一般的にはピンポンゲームのように、情報をことばにして相手に向かって投げ入れ、そのことばに反応して相手からことばが投げ込まれるということばの往復から生まれます。

　皆さんにも幼い頃に経験があるかと思いますが、自分に投げかけられたことばに対して何も反応しないで黙っていると、「あら、お返事は？」と促されたり、いい加減な返事をすると、「生返事じゃなく、ちゃんと答えなさい」と注意されたりしたのではないでしょうか。こうした経験をとおして、私たちは対話の仕方を学び、そのうちに自分のリズムやスタイルを身につけます。あなたが、ピンポン

のラリーのように、ことばがテンポよく往復していないとじれったく感じるのであれば、そうした対話のリズムを時間をかけて身につけてきたということです。

　身につけた対話スタイルというものはなかなか修正しにくいものですから、対話しながら俯瞰し、さらにケアの戦略を練るのはそう簡単ではありません。ピンポンのラリーのようにテンポよく打ち返す対話のなかで、とっさに、直感的に、反射的に出せることばの多くは、紋切型の答えになりがちです。

　そこで、対話をしながら考えることのできる時間をつくる技が必要になります。詳しくは３章で紹介しますが、対話をしながら、対話リズムのなかに不自然にみえない程度の「ため」をつくる技です。気まずくならないくらいの「間」をあえてつくるのです。

　それができるようになれば、余裕をもって対話を進めることができます。また、相手もあなたから言われたことばや質問に対して立ち止まって考えたり、自分のものとして取り込んだり、気づきを得たりできるようになります。

　「ため」が意図的につくれるようになれば、自分と相手のやりとりをじっくりと眺められるようになってきます。もちろん、すぐに身につけられるものではありませんが、まずは対話のなかで自問自答することから始めてみましょう。その自分への問いかけを１つ、２つとゆっくり増やしていけるとよいでしょう。

　たとえば、こんな問いかけです。
「いまの対話リズムはどうかな？」
「激しいピンポン・ラリーのようになってないかな？」
「少し対話のペースを落としてみたらどうなるかな？」
「おや、相手は何が言いたいのかな？」

相手と対話しながら、こうした問いを自分に発し、その問いに答えられるようになってくれば、そのときにはあなたは対話のスキルを自然に駆使できるようになっているでしょう。

> **Column**
>
> **聞くスピードと話すスピード**
>
> 　私たちは相手の話を聞きながら、他のことを考えたり次にどう返答するかを考えたりすることができます。一方、話すときには同時に複数の声を出すことはできません。さらに書くときには、利き腕が1本の場合、1度に1文字しか書けません。つまり速度の速い順からいえば、1番が聞くこと、2番が話すこと、3番が書くことということになります。
>
> 　この原則をもとに考えると、相手がこちらの話すことをただ聞いているだけの場合、相手は聞きながら頭のなかで余計なことをいろいろ考えてしまう可能性が多くなるということです。そうした場合には、相手に紙を渡してメモをとってもらいながら話をすると、書いているあいだ少なくとも一つのことしか考えられないので、聞きながらいろいろ考えてしまうということを少なくすることができます。
>
> 　もし、相手の話があちこちに行って話がまとまらないとか、相手の話す速度が速過ぎるという場合には、一緒に文章にしてまとめながら話してもらうようにするとスピードをコントロールできます。

3 自分の対話スタイルを知ろう

対話のなかの落とし穴に備える

　私たちはふだん携帯電話やネットを便利につかっています。ただし、それは電波がつながる環境にあってこそつかえるものです。コミュニケーションも同様に、相手とのつながりがあって初めて成立します。相手とつながっていなければ、そもそもコミュニケーションは成立しません。

　ただし、電波はつながっていても、電波の状態がわるかったり、混線して他の音声が混ざったり、受信機に不具合があったりすれば、携帯電話やネットがうまく機能しないのと同じように、対話にもその成立を妨げるやっかいな障害物や落とし穴があります。

　これまで自分が身につけてきた対話スタイルを振り返りながら、対話のなかで注意を要する落とし穴を確認しておきましょう。「この辺りに、落とし穴がありそうだ」と予測できていれば、それをうまく避けて通ることもできるはずです。

1.「はい」「いいえ」「わからない」を聞けているか

　対話は、ある意味でじゃんけんに似ています。

　じゃんけんが、「グー」「チョキ」「パー」の３つの手で構成されているのと同じように、対話も基本的には３つの手で構成されています。対話の３つの手は、「はい（Yes）」「いいえ（No）」「わからない（どちらともいえない）」の３種です。

　じゃんけんで「グー」「チョキ」「パー」の手を出すのと同じように、対話でも３つの手のうちのどれかを出しています。対話はじゃんけんに比べて、より詳細な情報や意見、微妙なニュアンスを交換しているようにみえますが、つきつめれば「はい」「いいえ」「わからない（どちらともいえない）」のいずれかを出しているといえます。

　話し手が「はい」「いいえ」「わからない」をはっきりことばで表現していなくとも、たいてい３つのいずれかのメッセージが隠されています。説得するときや論争の長いやりとりなども、一つひとつのメッセージは要するに、「絶対に『はい』といったら、『はい』なんだ」「何が何でも『いいえ』しかありえない」といっているのであって、「はい」「いいえ」または「わからない」に肉づけをしているのだととらえることができます。結局は、「同意するか」「同意しないか」「決められないか」の３択であったり、「賛成するか」「反対するか」「保留するか」の３択であったりするというわけです。

　つまり、メッセージを正確に聞く耳をもっていれば、相手のことばや反応にうまく対応できるようになります。

ここで、鈴木さんと佐藤さんの対話を例にして、対話のなかに「はい」「いいえ」「わからない」がどんなふうに隠されているのかをみてみましょう。鈴木さんと佐藤さんは「宇宙人はいるかいないか」について話しているようです。

鈴木さん：僕は宇宙人はいると思うよ。
　　　　　　　　……宇宙人の存在に対して「はい（Yes）」の発言
佐藤さん：そうかなあ。僕はいないと思うけどね。
　　　　　　　　……宇宙人の存在に対して「いいえ（No）」の発言
鈴木さん：宇宙には地球みたいな星は山のようにあるわけだし、きっといるはずだよ。
　　　　　　　　……宇宙人の存在に対して「はい（Yes）」の発言
佐藤さん：うーん。難しいところだなあ。
　　　　　　　　……宇宙人の存在に対して「わからない」の発言

　鈴木さんと佐藤さんの対話のなかには、☐で囲んだメッセージが隠されています。このように、ことばで「はい」「いいえ」「わからない」をはっきり表現していなくとも、伝えたいメッセージは3つのいずれかであることがわかります。

　英語のように、文の冒頭に「Yes」や「No」がはっきり表現される言語ならば、話し手の伝えたいことをとらえるのは容易ですが、日本語のようにあいまいな表現をしたり、婉曲的な言い回しをしたりする言語では、話し手の「はい」や「いいえ」がわかりにくいところがあります。日本では露骨に表現しないほうが美徳とされる文化的傾

向もありますから、真意や本音は隠されたままであることが多いといえます。

日本語による対話ではとくに、相手のメッセージのなかに隠された「はい」「いいえ」「わからない」を読みとることが大切になってくるということです。

さらにいえば、「はい」「いいえ」「わからない」の隠されたメッセージを読みとるだけでなく、自分は「はい」「いいえ」「わからない」をどう表現しているかに注意を向けることも重要です。相手が話したことに対して「はい」という肯定のメッセージを伝えれば、その後の会話は弾むでしょうし、反対に、「いいえ」の否定のメッセージで返せば、相手はたぶん反論してくるでしょう。「わからない」や「どちらともいえない」のメッセージを返せば、その後の対話は質疑応答モードに入っていくのがふつうです。

「はい」「いいえ」のことばと行動を一致させて、相手にわかりやすいメッセージを伝えましょう。本心は「いいえ」なのに、ことばや行動で「はい」を示してしまえば、相手はあなたが何を伝えたいのかわからず、意思の疎通が妨げられてしまいます。

2. あいさつでスタートしているか

　対話はふつう、相手とつながる準備ができたことをお互いに了解してから始まります。

　先ほどのじゃんけんでいえば、「最初はグー！」のかけ声は、対話でいえば、あいさつです。相手とつながる準備はできているかを、あいさつをとおして互いに確認してからコミュニケーションが始まります。あいさつがないところに、対話は成立しません。

　ケアの対話では、まずあいさつからスタートして、相手とペースを揃えましょう。とくに初対面の相手や久しぶりに会う相手に対して、あいさつは必須です。

　あいさつには、不思議な力があります。あいさつは、「いまからあなたとコミュニケーションを開始します」というサインです。また、コミュニケーションのリセットボタンともいえます。仮に、相手と前日にちょっと気まずいことがあったようなとき、翌日のコミュニケーションをあいさつからスタートさせれば、たいていは前日のわだかまりを水に流してリセットできるものです。「最初はグー！」のかけ声で相手とじゃんけんのタイミングを揃えるように、グッドなあいさつでリセットしてからケアの対話を始めましょう。

　人づきあいが苦手な人や人見知りを自認する人こそ、あいさつだけはきちんとするように心がけるとよいでしょう。そうすれば、「人づきあいはよいほうではないけれど、あいさつはきちんとしてくれるし、なかなか好感がもてる人ですよ」と、きっとよい評判をもらえるはずです。

　人見知りの性格を変えたり、対人関係のスタイル全体

を修正してコミュニケーションの達人になるのは至難のわざですが、人に会ったらほんの１秒でも頭を下げて、ひと言あいさつをするという行為を日常のなかに加えるくらいのことなら、それほど難しくはないはずです。重力の力も借りて、肩の力をすっと抜くだけで、頭は自然に下がります。たったこれだけのことで、評判はぐんと上がるわけです。

　あいさつ上手になることは、ケアの対話で大いに役立ちます。

Column

相手のことばの真意

　私たちには、人の話を聞くとき、聞いているそばから相手が言うことばの意味を追いかける習慣がついています。その場合の意味とは、私たちが経験をとおして学習してきた意味であって、必ずしも相手が意図していることといつも一致しているとはかぎりません。その結果、相手の真意を読み取れないまま早合点したり、勝手に解釈したりしてしまいます。

　たとえば地図を見るとき、私たちはそのかたちを見て「これは日本だ」と思うものです。紙の上に描かれたその土地のかたち、つまり境界線を見て、かたちをとらえ、頭のなかでその形状に当てはまるものを探してきて、「このかたちは日本に違いない」と結論づけます。厳密にいえば、日本のかたちをした土地の部分とそうでない部分、つまり青い海原が描かれているのを見て、土地のかたちだけを情報として頭に取り込んでいるわけで、土地のかたちをした模様の背景である地の部分を見ていないかもしれないのです。

　やや回りくどい説明になってしまいましたが、要するに、私たちはことばを聞いた瞬間、その音（地図でいえば土地の輪郭）を聞いて、すぐに意味づけをしてしまいます。ときにそれは思い込みかもしれないのです。

3. 声や表情に意識を向けているか

　「腹にいちもつある」とか「ふたごころある」ということばがあります。口にするメッセージと内心が違う現象を意味することばですが、心理学でも、あるメッセージと別のメッセージを同時に伝える状況を「ダブル・バインド」と呼びます。「よい」と口で言いながら、同時に「よくない」というメッセージを伝える現象や、「愛している」と言いながら暴力を振るうといったドメスティック・バイオレンス（DV）などは、ダブル・バインドのコミュニケーションの例といえます。

　じゃんけんならば、出す手は「グー」「チョキ」「パー」の３つのうちの１つですが、コミュニケーションではやっかいなことに、両手じゃんけんをしてしまうときがあります。右手と左手の両方をつかい、それぞれ違う手を出してしまうのです。

　ことばでは「Yes」と言っていながら、表情で「No」を表していたり、ことばでは「好き」と言いながら、態度や行動で「嫌い」を表現したりすれば、相手は食い違う２つのメッセージをどう受けとめてよいのかわかりません。言語チャネルと言語外チャネルで伝えるメッセージが違っていると、受け手は「この人が本当に言いたいことは何だろう？」「この人の本心はどこにあるのだろう？」と戸惑ってしまいます。

　言語外チャネルは、表情ばかりではありません。しぐさや声の調子もメッセージを伝えます。とくに**声の調子は、言語外チャネルのなかでも非常に強力に意思を伝えます**。声は口ほどにものを言うわけです。

1 ケアの対話とは

　楽しいはずのパーティであなたの声が沈んでいれば、「きっと楽しめていないんだな」と誰もが思います。「怒ってなんかいないよ！」と声を荒らげれば、「怒っていない」と口では言っていても、「この人は怒っているんだな」と相手は感じます。さらにむっとした表情であれば、怒っていることは決定的になります。

　言語と行動の2つのチャネルを同時につかっている場合には、**行動チャネルのほうが相手に強いインパクトを与えます**。ことばで「愛しているよ」と言っても、毎日相手を殴っていれば、インパクトは「**行動チャネル ＞ 言語チャネル**」ですから、相手は愛されているとは思いません。

　翻っていえば、私たちケアのプロフェッショナルは、自分の話し方や顔の表情に気を配る必要があるということです。表情は、心の電光掲示板です。顔が暗ければ、いくら口で「本当は明るい人間です」とメッセージを送っても、相手にそのことばは伝わりません。どうしても暗い表情しかできそうにない日は、「今日は気分が優れないもので、すみません」とあらかじめ伝えるほうが、相手を当惑させずに済みます。

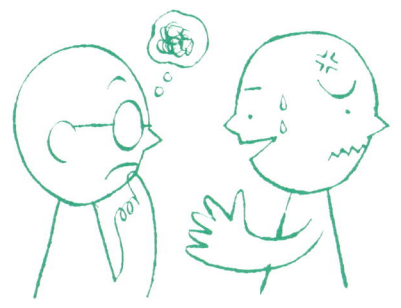

自分の対話スタイルを知ろう

誠実な人とは、言っていることとやっていることが一致している人のことだといえるのではないでしょうか。反対に、ことばと行動にずれが大きい人ほど不誠実に映るものです。複数のチャネルに乗せるメッセージをできるだけ一致させることが大切です。「相手を混乱させるような両手じゃんけんはしない！」というくらいの意気込みをプロとしてもちたいものです。

　もちろん、意気込みはあっても、うまくいかないこともあるでしょう。そんなときは、相手からフィードバックをもらうようにしましょう。相手に自分のコミュニケーションについて直接たずねてみるのがいちばんです。

　「私はかなりきっぱりした言い方をしていますが、正直なところ、こうはっきり言っていいものかと複雑な気持ちです」

　「このようにお話ししていますが、実は、それほど簡単ではないだろうと思いながらお話しさせていただいています」

と、相手に自分の正直な思いを率直に伝えるほうが、相手は安心できます。

4. 相手の話を最後まで聞いているか

　じゃんけんの目的は、勝ち負けを決めることにあります。ルールに沿って、公平に、同じタイミングで手を出します。じゃんけんでは、後出しはルール違反です。

　一方、ケアにおける対話では、むしろ後出しのほうがうまくいきます。ケアにおける対話の目的は勝ち負けではないからです。相手を打ち負かしたところで、得することはまずありません。勝負に負けたことで相手がすねたり、反撃してきたりすれば、ケアが滞ってしまうのがオチです。

　相手を本当にケアしたいのなら、**相手の手の内を確かめてからおもむろに手を出す「後出し」を選ぶ**ほうがコミュニケーションはうまく進みます。

　なぜ、後出しのほうがよいのかは、誰かとけんかしたときのことを思い出してみるとわかりやすいでしょう。言い争いが始まると、相手のことばに対する返答のタイミングはどのように変化するでしょうか。

　怒りが強くなってくると、「よし、これを言ってやろう」

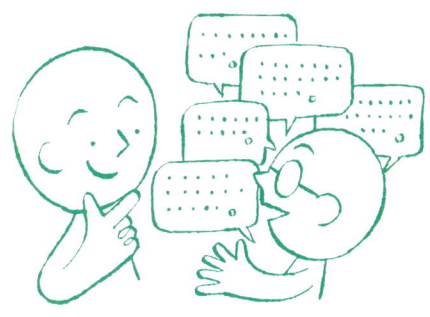

「あれを言って打ちのめしてやろう」と自分が出す次の手を考えることのほうに頭が占有されて、相手の話をちゃんと聞かなくなります。自ずと返答のタイミングがどんどん早くなってきます。しまいには、相手が話し切らないうちに、相手の話の途中から割り込んで話すようになります。タイミングを揃えるどころか、相手よりも先に手を出すようになるのです。まさに、怒りのなせるわざです。

相手が話し終わらないうちに話し出してしまうのが、怒りのせいではないこともあります。それはたいていの場合、昔からの癖のようなものです。誰でも自分なりのコミュニケーション・スタイルというものを幼い頃から身につけてしまっているので、つい早出しになってしまうという人も少なからずいるものです。

その理由がどうあれ、返答のタイミングが早くなればなるほど、相手は「自分の話は聞いてもらえていないんじゃないか」とか「この人はなんだか怒っているようだ」と感じてしまいます。ケアのプロとしては、相手にそう感じさせてしまうのを避けたいところです。ケアの対話ではふだんより少し遅めに返答することを意識してみましょう。

相手が話す文章の**最後の句点**「。」(マル)**まできちんと聞き終えてから話し始める**ことを心がけましょう。そうすれば、相手の話にかぶせて話し始めることはなくなり、相手は「自分の話を聞いてもらえている」と感じます。また、聞いているこちら側にも対応に余裕が出てきます。ほんの数秒の隙間をつかって、次に出す手を考えることができるようになります。

コミュニケーションにおける後出しじゃんけんは、専門的には**支持的精神療法**と呼ばれる方法と重なります。相手の話に最後まで耳を傾けたうえで、「共感」「言い換え」

「まとめ」などの手法を用いて相手を支持します。これらのスキルについては、のちほど詳しく説明することにしましょう。

　まずは、自分がどんなコミュニケーションの癖をもっているかを知ることです。それには、自分の対話を録音して聞いてみるとよいでしょう。そのうえで、意識的にいつもより少し間をとって、ゆっくり返答する練習を繰り返します。返事をするまでの時間をほんの数秒遅くするだけで、対応に随分と余裕ができて、次の手を考えられることをきっと体験できると思います。

5. 相手のコミュニケーションのレベルに合わせているか

コミュニケーションの4つのレベル

　相手となかなか意思疎通が図れないと感じられるとき、その原因はコミュニケーションのレベルのずれにあるかもしれません。

　コミュニケーションには、4段階のレベルがあります。このレベルがずれていると、コミュニケーションはうまくいきません。

　たとえば、片方があいさつ程度のコミュニケーションに終始しているのに、もう片方が「生きるか、死ぬか」の深刻な話をしているとしたら、両者のコミュニケーションのレベルは明らかにずれていますから、対話は成立しません。**同じ土俵に立つ**ということが、ケアの対話では重要です。

　コミュニケーションのレベルは、だいたい以下のような4段階に分けられます。

①あいさつレベル

　あいさつはコミュニケーションをスタートするサインです。

　「お元気ですか？」の問いかけに対して、「はい、元気です」と答えるやりとりをとおして、互いに相手とコミュニケーションを始める準備をします。会うなり、あいさつもなしに深刻な話を切り出すということはまずありません。

　裏返していえば、もしも、相手とこの先もあまり関わり

を深めたくないと思うならば、ずっとあいさつレベルのコミュニケーションにとどまっていればよいともいえます。

②事実・数字レベル

一般に、医療従事者は「事実・数字レベル」のコミュニケーションが得意です。

「事実」に該当するものは診断名や新聞記事のニュースやスポーツの勝敗結果、歴史的事実などで、「数字」に当たるものは、「体温38℃」や「白血球数1万/μL」などがあります。

医療現場では、患者さんの状態を数値で表すことは日常的です。客観的事実に基づいて診断することや、問題解決作業としての治療に思考と行動を集中させることに医療従事者は慣れています。病名と症状、理論名とその内容、検査結果とその解釈などを一致させる教育をしっかり受けてきた成果といえます。

ただ、患者さんにもつい専門用語を頻繁につかってし

コミュニケーションの4つのレベル

レベル	内容	例
①あいさつレベル	あいさつ、社交辞令、慣習的な声かけなど	「おはよう」・「こんにちは」・「こんばんは」・「よろしくお願いします」・「お世話になります」・「お元気ですか」など
②事実・数字レベル	本当にあった事柄やニュース、数字で表せるものなど	「体温は38度です」・「昨日の試合は4対3でした」・「明日の天気は晴れです」・「この病気は膠原病です」など
③信条・信念レベル	信条・信念など自分が信じている事柄	「私は、その考え方は間違っていると思います」・「その意見には賛成です」・「私は、この病気は治ると思っています」など
④感情レベル	怒り、悲しみなどの感情	「めちゃくちゃ頭にきています」・「とてもうれしいです」・「そのことではすごく傷つきました」・「正直言うと怖いです」など

まうなど、「事実・数字レベル」で患者さんに関わりがちな点には注意が必要です。患者さんの多くは専門的な勉強をしているわけではないので、往々にして「事実・数字レベル」の話は苦手です。

③信条・信念レベル

「信条・信念レベル」は、自分の考えや意見や信念などを交換するレベルです。

医療従事者が「事実・数字レベル」のコミュニケーションをとりがちなのに対して、患者さんはたいてい「信条・信念レベル」にいることが多いといえます。自分が信じていることを主張したり、医療従事者が信じていることを聞きたがったりします。なかには、自分の主義や理想、ときには宗教的教義など、自分が信じているものを強く押し出してくる人もいます。

この「信条・信念レベル」では、どちらが正しく、どちらが間違っているかという口論に発展しやすいので、口論や論争に発展してぶつかり合うことのないように心がける必要があります。いったん言い争いになってしまうと、ケアの対象としては最もケアしにくい相手になってしまいます。

④感情レベル

コミュニケーションの段階で最も深いレベルが、「感情レベル」です。

悲しみ、怒り、不安、恐れ、絶望といった感情は、自分を守るために誰もがもっている心のアラームです。

患者さんが病という危機に直面しているとすると、不安や絶望感を味わっているものです。前述の「事実・数

字レベル」での説明は、頭ではわかっても、気持ちで納得できるところまで至らないことが多々あるものです。そのような「感情レベル」で相手とつながることができれば、患者さんにとってこれほど大きな癒しの体験はありません。ただし、感情レベルでつながりを継続することは、ケアする側にとっても負担感があることはたしかです。

わかりやすいことばをつかおう

　ケアの対話では、同じ土俵に立って相手と同じコミュニケーションのレベルで話すことが大切です。

　医療現場で目にするこんなやりとりがあります。

　「からだが熱いので、熱があるのかもしれない」と心配そうに言う患者さんに対して、「いえ、体温は36度5分。問題ないですね」と応じる医療従事者。

　ケアする側は客観的に「事実・数字レベル」で答えているのですが、ケアの心と耳で患者さんのことばのなかから拾いあげたいのは、「熱があるか、ないか」の「事実」ではなく、実際にはことばにされなかった患者さんの気持ち、「……だから、心配なんです」の「感情」のほうです。

　相手がコミュニケーションのどのレベルにいるのかを

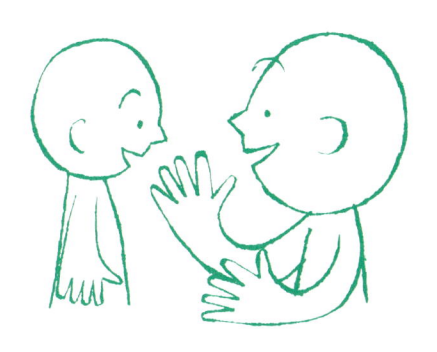

探り、それがわかったなら、まず相手のレベルにこちらから出かけていきましょう。

「その病気で亡くなる人はいません。そんな例はありませんから、安心してください」
と、「事実」で説得するよりも、

「大変な病気だったらどうしようと思うと、心配ですね」
「なぜ、いま、私がこの病気になったのかと思うと、不安になりますね」
というように、「感情」に寄り添うことばをまずかけてレベル合わせをしましょう。

ケアの精神のみせどころは、自分が得意とするコミュニケーションレベルに固執せず、相手のレベルに合わせることにあります。理路整然とした話し方が得意だったとしても、相手がその話の内容についてこられないのであれば、相手にとってはありがたみも面白みもないでしょう。できるだけ相手がふだんの生活のなかでつかっていることばを用いて説明したり質問したりしたいものです。

相手に伝えるメッセージは、わかりやすいことが第一です。専門用語や耳慣れないカタカナことばを多用すればするほど、相手は話の中身についていけないばかりか、コミュニケーションのレベルのずれが深刻化します。下手をすると、話し手への不信感にもつながりかねません。

専門用語をできるだけ控えめにして、相手にとってわかりやすく、なじみのあることばを選ぶように心がけましょう。どうしても専門用語をつかって説明しなければならないときには、わかりやすい説明を意識しながら、
「ここまでで、何かご質問はありませんか？」
「どこか不明瞭な点はありますか？」
と問いかけ、相手からのフィードバックをもらうようにす

ることでトラブルは少なくなります。

　同じコミュニケーションレベルで患者さんと出会うことができれば、患者さんは「自分のことをわかってもらえた」と安心し、あなたに信頼を抱いてくれるはずです。

Column

「気持ち」って？

「お気持ちをお察しします」ということばを耳にすることがありますが、このときの「気持ち」とは何を意味しているのでしょうか。わかっているようでいて意外に曖昧なのが、この「気持ち」ということばです。

　日本語でいう「気持ち」には考えていることも感じていることも含まれます。一方、英語圏では考えと感情を別々に扱う傾向があるようです。英語では「どうお考えになりますか？」の「think」（考える）と、「どうお感じになりますか？」の「feel」（感じる）を意識的にあるいは無意識的に分けて表現しています。

　ほとんどの精神療法は英語で考案された治療法です。考えと感情を分けて表現する言語なので、自然な感情を妨げている考え方をみつけたり、どんな考えが感情を抑えつけているのかを探りやすいともいえます。

　考えと感情を分ける習慣は、英語圏の人のふだんの生活やビジネスにも反映されているように思います。日本では感情的になることを非常に恐れますが、海外の映画などを観ると、外国では割と平気で感情的に振る舞っているようにみえます。考えと感情が別の扱いになっているからかもしれません。日本人の場合、相手の気持ちを害してしまうと感情も考えも一緒に害してしまいかねず、ともすると人格を全否定しているように受け取られかねないことへの恐れをもつので、自分の気持ち（考えと感情）を率直に表現しないようにしているのかもしれません。

6. 沈黙をうまく扱えているか

「雄弁は銀、沈黙は金」という西洋のことわざがあります。沈黙はときに優れた弁舌よりも説得力をもちます。雄弁であることは大事ですが、沈黙すべき時を心得ていることはそれ以上に重要であるというわけです。

たしかに、聞きかじった程度のことをさもよく知っているかのように得意気に話したりすれば、それについてよくわかっている人たちから、「おやおや、よくもまあ……」とあきれられるのが関の山です。黙るにしかるべき時があり、語るにも時があるということです。

しかしながら、コミュニケーションのなかでの沈黙は、その扱い方に注意が必要です。

何も言っていなくとも、前述したように表情やしぐさなどの言語外チャネルをとおして、相手には何らかのメッセージが伝わります。しかも、**沈黙は、相手に自分なりの解釈をさせてしまう余地が大きいので、自分が思ってもいない解釈をされてしまう可能性もあります**。相手は自分が解釈しやすいストーリーを勝手に組み立ててしまうからです。ここに、沈黙の難しさがあります。

ふだんから一緒に過ごすことが多く、相手のことをよく知っているのであれば、対話のなかに多少の沈黙があっても、前後の文脈から沈黙の意味を読みとることは可能です。しかし、あまりよく知らない相手との対話で沈黙してしまうと、沈黙した相手の表情や態度やしぐさから、「なんだかこの人は怒っているみたいだ」「この人は機嫌がわるそうだ」「自分とは話したくなさそうだ」「自分のことが気に入らないのだろう」と、相手は自分が想像しやすいメッセ

ージを勝手につくり出してしまいます。それを避けるには、**黙らなくてもよいときには黙らない**ことに尽きます。

　ケアにおける対話では、その役割柄、黙って聞くときとこちらの意図をきちんと伝える必要があるときがあります。黙る必要があるときに黙るのは重要ですが、黙らなくてもよいときに黙ってしまう落とし穴には十分注意しましょう。

　沈黙してしまう状況には、2つのタイプがあります。1つは答えがわからないから黙ってしまう場合で、もう1つは自分に怒りや不安などの強い負の感情があり、それが相手に伝わることを恐れて黙る場合です。

　いずれの場合も黙ってしまわずに、「簡単には答えが出ませんね。もう少し一緒に考えてみましょう」「簡単に答えを出してしまうことに不安を感じます」などと表現して、自分の状況を相手に説明するほうが対話を円滑に進めることができます。あなたが黙ってしまえば、相手に詮索の余地を与えてしまいます。そうしたストレスを相手に与えないように努めることは、ケアの基本的な態度といえるのではないでしょうか。

7. 腹話術話法のわなにはまっていないか

　本当は自分の意見なのに、「〇〇さんがこんなことを言っていたのですが……」と、あたかも他の誰かが言った事実のようにカムフラージュして伝える人がいます。まるで腹話術師のように、人形に言いたいことを話させておいて、「それを言っているのは自分ではない」ということを装おうとするのです。このような話法を、「**腹話術話法**」と呼ぶことにしましょう。

　私たちは、そんな腹話術話法にまんまと乗せられて、人形が話していることを真に受けてしまう傾向がありますから注意が必要です。

　たとえば、こんな会話を耳にしたことはありませんか。

患者　　：ここだけの話ですよ。私はそんなふうに思ってないんですけどね、A先生が「この病院の看護師はダメだ」と言っているのを聞いたんですよ。
看護師：えーっ、なぜ、A先生がそんなことを言うの？
患者　　：いや、それはわかりませんけど、絶対、A先生に話しちゃダメですよ。
看護師：本当にA先生が……？
患者　　：私は、ここの看護師さんたちはいいと思っているんですけどね。
看護師：なんだかいやな気分。そう、そう、ここだけの話よ、実はA先生ってね……。
患者　　：ええーっ、そうなんですかぁ！

　おやおやと思える2人の会話場面です。
　ここでの腹話術師は患者さんで、自分の思っていることをA医師の顔をした人形に語らせています。A医師は

その場にはいませんから、本当に「看護師はダメだ」と言っているのかどうかを確かめることができません。看護師はまんまと患者さんの腹話術に引っかかってしまいました。患者さんのニヤリとした顔が浮かぶようです。

　腹話術話法は、職場でも、仲間内でも、至るところに発生します。そして、たいていは伝言ゲームに発展して、腹話術師が話した内容にみるみる尾ひれが付いていきます。「誰それが、これこれを言った」という話が一人歩きして、次の人に伝わるにつれ内容が膨らんでいきます。しまいには本人の耳に入るところとなって、そもそもの情報源である腹話術師の正体がばれるというのが、お決まりのパターンです。

　いずれにしても、腹話術話法の気配を感じたら、
「おっしゃるとおり、ここだけの話にしておきますね」
と返答して、腹話術師のわなにはまらないように気をつけましょう。そして、自分のところで伝言ゲームをストップすることです。

　本人から直接聞いた情報を第一にし、また聞きや伝聞のたぐいは情報の精度が極めて低いことを忘れないでおきましょう。

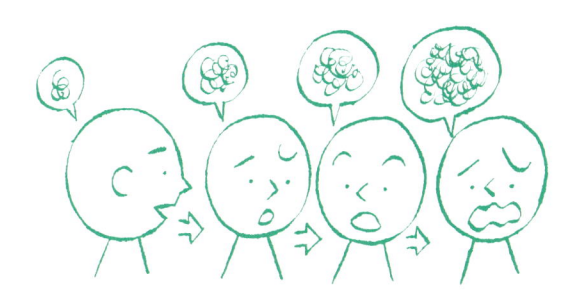

8. 相手からフィードバックをもらっているか

　コミュニケーションの過程にある落とし穴をここまでみてきて、ご自分に思い当たることや見直したい点をみつけられたかもしれません。

　「さあ、さっそくあの部分を直さなくちゃ」と思ってくださるのはもちろんよいことなのですが、残念ながら、落とし穴がわかり、その回避法を知ったからといって、このあとのコミュニケーションで二度と落とし穴にはまらないという保証はありません。落とし穴のことを知っていても、100％それを回避できるわけではないのです。自分が身につけたコミュニケーションの癖は、それほどまでに強固だということです。

　もちろん、自分の癖を知らなければそれを直しようがありませんから、まずは自分のコミュニケーションを振り返ってみることは欠かせません。ただし、癖はそう簡単には直せないものだと認識しておきましょう。わるい癖を直せない自分をいたずらに責めたり、そのせいで気が滅入ったりする必要はありません。

　自分のコミュニケーションの問題点に気づいたら、まずは訓練を繰り返して修正を試みます。訓練のおかげでうまくいくこともあれば、うまくいかないこともあるでしょう。その結果はどうあれ、つねに相手からフィードバックをもらうことをおすすめします。

　相手からフィードバックをもらうだけで、自分のコミュニケーションの未熟な部分を補えます。そればかりか、「私のコミュニケーションに問題点はありませんか？」と相手に確かめる行為は、相手を思いやる態度の現れであ

り、ケアの本質から遠くない行為といえます。

　たとえば、あなたが患者さんに専門用語を多用してしまう癖に気づいているとしたら、それを直す努力を続けるかたわら、患者さんには、
　「つい専門用語が多くなってしまいますが、ここまででわかりづらいところはありませんか？」
とたずねて、フィードバックをもらいます。

　あなたがそんなふうにたずねれば、患者さんは難解でわかりにくかった点を教えてくれるかもしれません。そして、あなたが相手にわかるようにもう一度ていねいに説明し直せば、患者さんはその行為をケアに満ちた対応として受けとめてくれるはずです。

　もちろん、相手からフィードバックをもらうためにも、まずは自分のコミュニケーションの癖や問題点に気づいていなければ始まりません。

　「ちょっと早口だったかな」「説明不足だったかな」「相手の気持ちを無視してしまったところがあったんじゃないかな」と、自分のパフォーマンスをクールな目でみるもう一人の自分が必要です。

　配慮をされないことに不満をもつ人はいますが、気にかけてもらって不平を言う人はまずいません。相手から率直にフィードバックをもらうことで、コミュニケーションのトラブルの多くを避けることができます。その行為で、あなたのケアの質を高く維持することもできるのです。

9. 相手の感情をとらえているか

感情は心のアラーム

　ケアの対話を妨げるもののなかに、相手が示す強い感情反応があります。

　すごく怒った表情をする、悲しみのために大声で泣く、不安がひどくて引っ込んでしまうなどの感情的な反応に接すると、私たちは平気ではいられないものです。こちらも引きずられるように同じ気持ちになったり、苦手意識が出てきたりします。

　ケアのプロフェッショナルとしては、**感情に苦手意識をもつのではなく、むしろ相手を知るための便利な道具として感情を扱える**ようになりたいものです。

　感情は人間に欠かせない「心のアラーム」です。

　車を運転する人ならば、自分が時速何キロで走っていて、燃料がどれくらい残っているか、エンジンの状態は正常かなどを、運転席にあるメーター類で確認できることを知っています。けれど、そんなメーター類をまるで気にせず、「もっと風を感じたいから、アクセルを思い切り踏んじゃおう！」と自分の感覚だけで運転することもできます。メーター類の警告を無視して自由に走らせれば、楽しみや興奮は得られるかもしれませんが、危険とは背中合わせです。

　車の安全がメーター類で守られているのと同じように、人間にも自分を安全に走らせるためのメーター類が備わっています。危険やトラブルを予想して、それらをできるだけ避けて走れるような適応装置を誰もがもっています。

頭で考えて危険を察知することもその一つですし、外からの病原菌がもたらす危険に対してアレルギー反応を出す免疫機構もそうです。そして、心の状態を知らせるメーター類と呼べるものが感情、それも主として不快な感情です。

感情アラームのセッティング

「心を痛める」という表現があるように、悲しみなどの負の感情が強いと、からだと同じように心も痛みを感じます。心が痛いのに、それを無視して放っておけば、心は折れてしまいます。痛みを無視してからだを曲げれば、骨が折れてしまうのと同じです。

痛みは、身体や精神の限界を自分に教えてくれるアラームなのです。つまり、**身体的な苦痛や精神的な苦悩は私たちを危険や危機から守っている**ということができます。

前述のように、病気をして抗体ができあがると、将来同じ病原菌やウイルスが進入したときに自分の身を守るように備えるのと同じように、心にも似たような免疫機構があります。

たとえば、悲惨な出来事を体験すると、将来それと同じような痛みから心を守るために、似たような出来事が起きると、頭から指令を出して心のアラームを作動させ、危険を知らせようとするのです。

出来事に対する反応の敏感度は「考え方」に調節のつまみがあり、人によってセットポイントが違います。

サーモスタットは温度が50℃になったところでブザーが鳴るようにセットすれば50℃で、20℃にセットすれば20℃でブザーが鳴りますが、それと同じように、ささいなことで心のアラームが鳴るように「考え方」をセットす

ると、客観的にみればたいしたことのない出来事でも、頭では危機状態と解釈して、感情がけたたましくアラームを鳴り響かせます。ささいなことで怒る人もいれば、多少のことでは怒らない人もいるのは、そのためです。

「考え方」の調節つまみは一度セットされると、その人固有のパターンになり、同じような出来事に遭遇したときにお決まりの感情や行動が反応として現れるようになります。

たとえば、「何が何でも100％であるべきだ」とする考え方をセットすると、99％でわずか1％足りなくても、「これじゃダメだ。おまえはダメ人間だ」と頭は判断します。そして、恥ずかしさや悲しみといった不快な感情を発生させます。もし、「50％もあれば十分」という考え方をセットしていれば、99％はおそらく上出来でしょうから、不快な感情が出てくることはありません。むしろ、喜びが出てくることになります。

では、簡単にアラームが反応しないようになっているのがよいのかといえば、そうともいえません。何の感情も湧かないとしたら、アラームが壊れているのかもしれないからです。アラームに不具合があれば、不快感情はもとより快感情も感じられなくなります。それは、その人にとって最も危険な状態といえます。

人間に備わったこの考え方と心と感情のしくみを理解していれば、相手が不快感情を表して心のアラームを鳴らしているときに、その引き金となる出来事や、感情や行動を生み出しているおおもとの考え方を読み解くことができるようになります。相手の感情をモニターすれば、相手の頭と心と行動がみえてきます（感情についてはP.89やP.143などでも学びます）。

10.　自分自身をケアできているか

　ケアにおける対話がうまくいかない原因は、つねにケアする側にあるわけではありません。

　私たちそれぞれがコミュニケーションの癖をもっているように、人はそれぞれ「心の体質」とでも呼べるものを長年のあいだに形成しています。人間関係を結ぶ機能を担う「心の筋肉」があるとすれば、その筋肉の発達具合によっては、そもそも人と良好な人間関係を結べないということもありえます。そんな場合には、自分の対話スキルだけを責める必要はありません。

　ケアにおける対話はたいてい相手と１対１ですから、相手からエネルギーを吸いとられることも少なくありません。ケアに従事する私たちは、自分のできることとできないことをわきまえて、できない部分まで無理して背負いこんだり、必要以上に自分を責めたりしないことが大切です。

　自分の心のエネルギーが空っぽでは、そもそも他人をケアすることなどできません。**ケアする人こそ、自分へのケアを疎かにしてはいけない**のです。

　人間は、エネルギーを自家発電で充填できるわけではありません。他の人たちからエネルギーをもらいながら走る生きものなのです。心にエネルギーの充電池があるとすれば、充電池の容量が大きい人は長時間走ることができます。小さい充電池をもつ人は頻繁に充電する必要があります。充電池の容量は人それぞれですが、いずれにしても、ただエネルギーをつかうばかりでは、やがては空っぽになってしまいます。

エネルギーの十分な蓄えがないのに、それを他人に分け与えていたら、いつかエネルギーが欠乏して動けなくなってしまいます。ケアする人はエネルギーの補給路を断ってはならないのです。**心のエネルギーを空にしないように、自分をケアする方法を知っておくことが何よりも大切です。**

　ところで、なぜ、まずは自分のケアが必要なのでしょうか。

　飛行機の離陸前のアナウンスを思い起こしてみてください。安全確認の説明のなかに、非常時の酸素マスクの装着手順があります。小さな子どもや援助すべき人がそばに座っていた場合に、どう行動すべきだと説明されていたかを覚えていますか。

　大人である自分はさておき、まずは幼い子どもにマスクをつけるべきだろうと思ってしまいそうですが、答えは違います。まず自分の呼吸を確保してから、そのうえで子どもにマスクを装着するようにと説明されています。自分の身が安全でなければ、自分よりも弱い者を助けることはできないということです。

　ケアのプロフェッショナルが患者さんをケアするときも

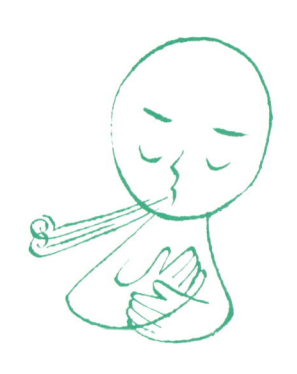

同じです。誰かをケアしたいのなら、まずは自分の心のエネルギーの充填です。ケアを実施していくには、仲間や先輩など周囲からの助言や励ましが必要です。そして、自分で何もかも抱え込まず、「これは自分には手に負えない難しいケースだ」と気づいたら、シニアスタッフの指導を仰ぐなどの対策をとれるようにふだんから働きかけておくことが大切です。

1章のまとめ

① ケアは、相手からもらい相手に与える双方向のやりとりのなかで生まれるもの。
② ケアの対話は目的指向。
③ 対話スキルが上がれば、ケアの質も上がる。
④ 対話全体を第三者的に俯瞰する目と余裕が必要。
⑤ 自分の対話スタイルを知ることが、対話スキルをアップする第一歩。
- 「はい」「いいえ」「わからない」を聞いていますか？
- あいさつでスタートしていますか？
- 声や表情に意識を向けていますか？
- 相手の話を最後まで聞けていますか？
- 相手のコミュニケーションのレベルに合わせていますか？
- 沈黙をうまく扱えていますか？
- 腹話術話法のわなにはまっていませんか？
- 相手からフィードバックをもらっていますか？
- 相手の感情に目を向けていますか？
- 自分自身をケアできていますか？

2

型を覚えよう

この章では

　ケアの対話は目的指向であり、対話のスキルが上がればケアの質も上がるということを1章でお話ししました。
　では、どうすれば対話をケアに変えていけるのでしょうか。2章ではその本題に入ることにしましょう。
　ケアの対話には、基本となる型と作法があります。基本はABCDの4つのステップとその一連の流れです。型を身につければ、対話はケアになります。

1 ケアの対話には「型」がある

達人も最初は「型」から

　ケアの基本は、相手を支持することです。

　相手をケアするためには、相手の必要を見越して一手先を考えながら動かなければなりません。そのためには、相手の問題や必要が何であるかを査定する力と、どのように動けばケアすることになるかを知っていることが必要です。

　そう考えると、ケアするというのはなかなか難しいことのように思えます。けれども、どうすればケアになるのかの青写真をもっていれば、それを相手の状況に合わせて微妙に変化させることで適切なケアができます。その青写真の役を果たしてくれるのが、基本の「**型**」です。

　スポーツや芸能の世界には達人や名人と呼ばれる技芸に卓越した人がいますが、考えてみれば、そんな超人たちでさえ、そのスポーツや芸能に触れた当初は、型を覚えることから始めているものです。テニスであればラケットの素振りでフォームを身につけるでしょうし、剣道なら竹刀の素振り、空手であれば基本的な型を覚えることからスタートするのがふつうです。

ケアの対話スキルも同じです。基本の型を覚え、それを実践の場で何度も練習していくうちに、状況に応じて対応できるようになっていくのです。型を覚える訓練を積めば、型はいつしか自分の一部になって、特段の意識をしなくともからだが自然に反応できるようになります。そのうちに自分のスタイルができ、得意技が定まって、それこそ達人や名人の域にまで到達することもできるのです。

　もちろん、現場で状況に合わせて技をつかえるようになるまでにはしばらくの訓練の期間が必要ですが、この辛抱の期間がとても大切です。

　私は、ケアの対話の型を **ABCDの4つのステップ**で表してみました。その一連の流れのなかに、さらにいくつものスキルとしての型があります。2章では、大きな流れであるABCDの型をみていくことにしましょう。

型を知れば、対話はケアになる

　ところで、このあとの説明を読むうちに、「あれ？　これって自分がやっていることだよなあ」と皆さんは思われるかもしれません。それは、皆さんが無意識でやっていることを整理して説明している部分も多いからです。「いつもやっていることだ」と思ってくださったのなら、すでにもっている自分の技を意識的に磨いていけばよいわけですから、ケアの対話スキルをアップするうえで実に好都合です。

　実は、ケアの対話には理解不能な謎や不思議めいた秘密はありません。ふだんの生活のなかで誰もが身につけら

れる技術をつかって、それを状況に合わせて応用すれば、プロフェッショナルとして通用するレベルに達することができます。**ケアの対話は誰にでもできる技**なのです。ただし、それをプロの意識で身につけるには、ケアの対話の原則とメカニズムを型として理解し、それを自分のことばに置き換えるなどして自分のものにしていく必要があります。現場でコツコツ練習を積んでいけば、ケアの対話スキルはみるみるアップしていくことは間違いありません。

失敗からも学ぶ実験的な態度で

　ところで、**型**というのはどのようにしてできあがったものなのでしょうか。

　型は、無数の実験と検証を経て完成したものであるといえます。

　たとえば、ゴルフの初心者の目には不思議に映るクラブの握り方。不可解にみえるその握り方は、ゴルファーの何千、何万回という体験、つまり無数の実験の結果から生まれたベストな握り方なのです。あの握り方には、もっともな理由と根拠があるわけです。

　これは、どんな型についてもいえます。度重なる実験と検証による根拠が、型の背後には隠されています。

　当たり前のことですが、結果がわかっていることについては、実験を必要としません。どういう結果が出るかわからない状況で仮説を立て、仮説に沿った結果が出るかどうかを実験するのです。

　実験には失敗はつきものです。むしろ必要なものだといえます。科学者が1つの成功を収めるのに、いったい

何度失敗していることでしょう。おそらく想像を絶する積み重ねがあるはずです。失敗は成功の母。ケアの対話を実施するときにも、自分のベストなケアを極めるつもりで、**実験的な態度を大事にしてください。**

　まずは、覚えた型のとおりにやってみます。それがうまくいけば型どおりを継続すればよいわけですし、うまくいかなかったときには、何が問題だったのかを振り返って、新たに仮説を立て、次の方策を試せばよいのです。

　型に忠実にやったのに相手から予想に反した反応が返ってくることもあるでしょう。そんなときこそプロフェッショナルの腕のみせどころです。「あの言い方ですっかり相手に嫌われてしまったから、もう先へ進めない」とか「この仕事は自分には向いていないのかもしれない」と簡単に結論づけてしまう前に、この難しい局面を乗り越えるにはどんな方法があるのか、新しい仮説は何だろうかと食らいついていくチャレンジ魂をもっていたいものです。

　こうした実験と検証の繰り返しで、プロフェッショナルとしてのケアの筋肉がついていきます。ケアに従事するとは、喜んだり、へこんだりのくり返し。対人関係の仕事の面白さはここに極まります。

ケアの目的を意識した対話を

　型を習得するうえで重要なのは、**型を"意識的に"つかう場面をつくっていくことです。**

　それは、私たちが言語を覚えるのに似ています。単語をたくさん暗記しさえすれば、その言語を話したり聞いたり書いたりできるようになるでしょうか。おそらく、覚

えた単語を文のなかにはめ込んだかたちで覚えていかないかぎり、言語としてはつかいものになりません。いくら単語を知っていても、単語の不規則な羅列では文としての意味をなさないからです。

　基本的な文、まさに型を覚え、表現したい状況に合わせて、基本文の単語をほかの単語に置き換えてつかえるようになって初めて、表現力がついたといえるでしょう。やみくもに単語を覚えるのではなく、目的や状況に合わせて意図的に文を組み立てられるようになることが重要なのです。

　どんな分野であれ、スキルに長けた人というのはどの状況でどのスキルをつかえばよいのかをわかっているものです。彫刻家であれば、どの目的でどの彫刻刀をつかうのがよいかを知っています。「髪の毛のように細い線にはこの彫刻刀を、もっと大胆な太い線にはこの１本を」という具合に、道具を意識的に選んでつかい分けることは、彫刻家の基礎的体力ともいえます。

　ケアにおける対話も同様に、**目的と状況に応じて型やスキルをつかい分けられるようになることが目標**です。「共感しましょう」「傾聴しましょう」という教えをただ鵜呑みにするのではなく、「何のためにいま共感をすべきなのか」「何を目的として傾聴するのか」を意識にのぼらせておくことが大切です。

　ちなみに共感の目的について少し触れると、その目的は相手に理解を示すことで治療上のよい関係を築くことにあります。「よい関係を築くため」という目的がはっきりしていれば、共感という手法ではその目的がかないそうにないときには、ほかの方法でよい関係づくりをしてみることはできないだろうかと考えることもできます。「一緒

に絵を描いてみようか」とか「音楽をつかってみてはどうだろうか」といった別の方法を実験してみることができるわけです。

もし、目的もよくわかっていないまま、「共感は大事だと聞いているから共感に努めよう」という程度の実践であれば、共感でうまく関係が築けないときに次に打つ手がありません。

目的に応じて、型を応用したりスキルをつかい分けられたりするようになることが重要なのです。

対話をケアにするには

ABCDのステップで構成されるケアの対話の全体像を説明するにあたって、まずは病院での医師と患者さんのやりとりをのぞいてみることにしましょう。

医師：こんにちは、小川さんですね。お座りください。今日はどうされましたか？
患者：あの、お腹が痛くて……。
医師：お腹が痛いのですね。いつからですか？
患者：昨日からずっと。
医師：それはつらいですね。ほかには何か気になることはありますか？
患者：食欲もなくて吐き気がして……。熱もあるみたいなんです。
医師：なるほど、食欲がなくて吐き気があって熱もある感じなんですね。
患者：そうなんです。こういうことはめったにないんですけど……。
医師：めったにないというのは心配ですね。先ほど熱を測ってもらいましたが、少し高かったですね。お腹をみせてもらえますか？ かなり硬くなって

　　　　いますね。ここを押すときと離すときとでは、どちらが痛いですか？
患者：離すときが痛いです。
医師：はい、よろしいですよ。どうやら虫垂炎、いわゆる盲腸が疑われますね。
患者：盲腸ですか……。
医師：詳しい検査が必要です。
患者：お願いします。
〜検査で虫垂炎であることが判明〜
医師：こんにちは、小川さん。実は詳しい検査の結果、やはり虫垂炎でした。入院して手術をする必要があります。
患者：そうですか、わかりました。よろしくお願いします。

　診察室でのよくあるやりとりですが、ここにいくつものケアの型を見出せます。
　まず、**ケアのコミュニケーションは対話である**ということに着目しましょう。しかも、**対話を展開する順序でケアがつくられます**。
　ケアのコミュニケーションは原則として2者間の対話（ダイアローグ）です。対話とは文字どおり双方のやりとりがあるということであり、独白でもなければ、一方的にどちらかが話すというのでもありません。
　ケアに従事する人がついやりがちなのは、「習った型どおりにやらなきゃ」と意識するあまり、共感してばかりとか質問するばかりといった一方通行になってしまうことです。**ケアの基本は相手との対話のやりとりのなかでつくりあげていくものなのですから**、ドラマのなかの刑事のように相手に質問ばかりを浴びせるとか、熱血教師さながら一方的に言い諭すばかりにならないようにすることが肝心です。**独白（モノローグ）になっていないかに注意を払う**

ことが、ケアに従事する私たちには欠かせません。

対話がケアをつくる前提であることを頭に入れておきましょう。

対話の順序がケアをつくる

対話はケアの前提であり、対話における順序がケアをつくります。これはとても重要なポイントです。順序にケアの精神が宿るといってもいいでしょう。

さきほどの医師と患者さんのやりとりを例に、順序がいかに大切であるかをみてみましょう。

もし、医師が問診もそこそこに「手術します」と切り出したら、どうなってしまうでしょうか。仮に手術の経験が豊富な腕の立つ医師であったとしても、いきなり「手術します」と切り出されたら、患者さんは何だか突き放された感じがするでしょう。その医師に気配りや優しさや思いやりが感じられないからです。

ケアの対話で大切なのは、どのタイミングで「手術します」ということばを登場させるかです。**効力のあることばをどこにもってくるかは、ケアの対話におけるキーポイントなのです。**

初めから効力のあることばをつかってしまうと、その効き目が強過ぎて、そのことばは薬になるどころか、下手をすると毒になってしまうことがあります。

では、効力のあることばをいつ発すればよいのでしょうか。詳しくはこのあとの型の説明で触れますが、「つかうのはここだ!」というサインを対話のなかにみつけることができます。

2　型を覚えよう

　そのサインは、相手の「そうなんです」のことばです。英語でいう「Yes」の意味の「はい、そのとおりです」ということばや、それを示すうなずきやしぐさが有効なサインになります。

　「そうなんです」のサインは、ケアにおける相手との関係のスイッチが ON になったことを知らせるサインでもあります。効力のあることばは、関係が ON になったことを示すサインを確かめてからつかえばよいというわけです。

　ON のサインを導く方法については、このあと詳しくお話ししましょう。

2 ケアをつくるABCDの流れ

ケアの対話の大きな流れ

いよいよ2章の本論です。ケアの対話の流れを、ABCDの4つのステップで構成される流れとして覚えていくことにしましょう。

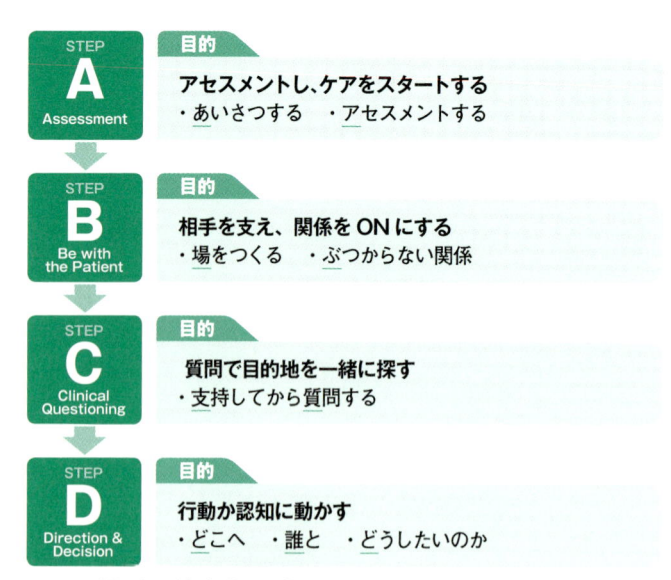

STEP A Assessment
目的 アセスメントし、ケアをスタートする
・あいさつする　・アセスメントする

STEP B Be with the Patient
目的 相手を支え、関係をONにする
・場をつくる　・ぶつからない関係

STEP C Clinical Questioning
目的 質問で目的地を一緒に探す
・支持してから質問する

STEP D Direction & Decision
目的 行動か認知に動かす
・どこへ　・誰と　・どうしたいのか

ケアの対話の基本的な流れ

ケアは、「どうしましたか？」と質問して**アセスメントする（Assessment）ステップA**から始まります。

次の**ステップBは患者に寄り添う（Be with the Patient）段階**です。「場をつくる」とか「相手とぶつからない関係をつくる」のBと覚えておくとよいでしょう。

さらに次の**ステップCは臨床的質問を展開する（Clinical Questioning）段階**です。「支持してから質問する」のCと覚えるのもよいでしょう。

最後の**ステップDは方向性を決めていく（Direction & Decision）段階**でより専門的になります。方向性を決めるという意味で、「どこへ」「誰と」「どうしたいのか」のDと覚えましょう。

患者さんに出会うやいなや、「とにかく手術です」と言い渡すような医師に対して患者さんがケアを感じない理由は、手術の話題に行き着くまでに通るべきABCDの流れを踏んでいないからです。具体的方針を出す段階であるDに行き着くまでには、ABCの踏むべき段階があるのです。

「どうしましたか？」と質問して情報収集をしたら（ステップA）、共感と支持で相手と心が通い合った状態、ラポート（またはラポール）をつくります（ステップB）。ケアの基本は相手を支持することですから、ステップBまで完了することは必須です。

良好な関係を築けたことが確認できたら、ようやく次のステップCで質問という手段を用いながら、一緒に問題をみつめ、目標をどこに置くかを探っていきます。そして、ステップDで目標達成に向けた方向づけと具体的な計画を立てていきます。ステップCとDは、治療的なキュアの領域に入っていく段階ととらえることもできます。

いずれにしても、まずは相手とよい関係を築き、相手

の置かれた状況や問題の全体像を広く大きくとらえてから、徐々に詳細で具体的な解決策へ絞り込んでいきます。**つまりジェネラル（全体）からスペシフィック（個別）へ**というのがケアの対話の基本の流れです。

うまくいかないときは
1つ前のステップに戻る

　ケア従事者である私たちが患者さんに会ってまずかけることばは、「どうしましたか？」という質問です。もっと厳密にいえば、患者さんからの「助けて」のことばやサインや行動に応えるようにして、「どうしましたか？」と手を差し伸べてケアはスタートします。

　ABCDの4つのステップは、ケアのスタートから最終的なゴールまでの一連の流れであり、同時に患者さんに会う度にABCDの流れでその日のケアを展開します。つまり、大きなABCDの流れのなかに毎回、小さなABCDが入っているイメージです。この流れを型として身につけることが、皆さんの第一の目標です。

　ケアの対話を流れに沿って進めていくうえで忘れてはならないことは、**1つのステップを完了してから次のステップへ進む**ことです。型のとおりにステップAから順にB、C、Dと実行していけば20分で終わるはずの対話が、もしステップの順番を間違えたり、前のステップを完了しないまま次のステップに飛んだりすると、たちまち30分も40分も余計にかかってしまいます。ステップを順を追って踏まなかったときには相手からの抵抗にあって、ケアが滞ってしまうからです。

1つのステップを完了させてから次のステップへ移るのが原則です。ただし、次のステップへ移ったら、前のステップでやったことをもうしなくともよいという意味ではありません。このあと詳しくお話ししますが、ケアの基本は相手を支持することですから、ステップBの患者に寄り添う段階はステップCやステップDを展開しているあいだも、ケアの土台として、またケアする側の態度としてつねに意識しておくべきものです。

　そして、これと同じくらい重要なことは、型どおりにやってもうまくいかなかったときにどうするかです。実際の現場ではうまくいかないときは山のようにあります。**うまくいかないときは1つ前のステップに戻る**。この原則を頭に入れておきましょう。

　ケアの対話が滞ってしまったら、無理に先へ進もうとせず、1つ前のステップに戻って、そのステップからやり直します。

　たとえば、どうしてもよい関係が築けないというときには、おそらくステップBで滞っているわけですから、「もう一度、問題についてお話しいただけますか？」とたずねて、1つ前のステップAに戻って問題のアセスメント（査定）をやり直します。ステップCで質問を駆使しても目標が定まらない場合は、「目標と言われても、それどころではないかもしれませんね」と言うなどして、ステップBの関係づくりに戻ります。

　無理に先を急ぐよりも、前のステップに戻ってやり直すほうが結果的にはうまくいくことを実践の場面できっと感じていただけるはずです。ケアにおいては、急がば回れの精神です。

3 ステップ A (Assessment)
——「どうしましたか？」の質問でケアをスタートする

まずは「聞く」に徹する

　医療従事者であれば誰でも、「どうしましたか？」「どうされましたか？」という問いかけを日常的につかっています。ナースコールが鳴ればインターホン越しに「〇〇さん、どうされましたか？」、外来の患者さんに「今日はどうされましたか？」と問いかけています。

　この日常的な問いかけでケアの扉は開かれます。じゃんけんにたとえれば、「最初はグー！」にあたるケアのひと声はこの「どうしましたか？」の質問です。

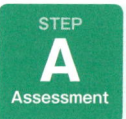

STEP A Assessment　アセスメントし、ケアをスタートする

対話の土台をつくるスキル
- あいさつ
- 「どうしましたか？」の開かれた質問

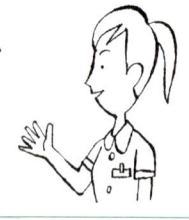

ステップ A の目的とスキル

ステップA（Assessment）では、大きな網を投げて何がひっかかるかを探る**開かれた質問でケアの関係をスタートさせ、情報収集しながらアセスメント（査定）する**ことを目的としています。「どうしましたか？」の質問に対して、患者さんが情報を提供し始めるところからケアの対話が始まります。

　定期的に会っている患者さんであれば、「どうしましたか？」の質問は、「何か変わったことはありますか？」「何か問題はないですか？」「その後、具合はいかがですか？」というように言い回しが幾分違ってきますが、いずれも「どうしましたか？」の変形です。

　このケアの始まりの場面は、ちょうど地面から芽を出したばかりの植物をこれから育てていくところに似ています。大事に育てなければ、せっかく出た芽もすぐに枯れてしまいます。

　「どうしましたか？」と声をかけられ、いままさに相手は恐る恐る扉を開きながら顔をのぞかせているのです。ちょっと様子をみようとして顔を出したとたんに、いきなり大声で注意されたり叱りつけられたりすれば、「わっ、危ない」と思って、相手は開きかけた扉を閉めてしまうでしょう。一度固く閉じた心の扉をもう一度開けるのは、至難のわざです。無理にこじ開けようとすれば、当然、扉の向こうで相手は必死になって開けられないように扉を押さえるでしょう。

　つまり、ケアの対話の始まりのこの段階では、相手にとって**安全・安心な環境をつくることが最優先**となります。

　たとえば、うつ病の患者さんには「頑張れ」と言ってはいけないといわれますが、それは相手と良好な関係を築いていない段階でかける励ましが相手を圧迫することに

つながりかねないからです。相手が恐る恐る様子をみているときに、いきなり「頑張れ」と言われると、「あなたは頑張りが足りない」と責められているように聞こえてしまうことがあります。安心して心を開ける関係になっていたなら、「頑張れ」や「一緒に頑張りましょう」のことばは、相手にとって大きな励ましになることでしょう。

　重要なのは、「頑張れ」ということばそのものの適否ではなく、いつ、そのことばを発するかなのです。

相手の返答からアセスメントする

　「どうしましたか?」に答えるかたちで相手が情報を提供してくれたら、「胃がムカムカするのですね」「頭が痛いのですね」「眠れないのですね」のように、「**あなたの問題は○○ですね**」とことばにして返します。これは確認作業であると同時に、「あなたの問題を私はこのようにたしかに受けとりましたよ」というメッセージを相手に伝える作業でもあり、相手の感情をくむ作業ともいえます。

　相手の話に耳を傾け、その人が抱えている問題は何かについておおよその見立てをします。何が相手の身に起こったのか、それは緊急性の高い問題か、信ぴょう性はあるのかなどを探ります。相手が抱えている問題が「結果を変えられる問題」なのか「変えられない問題」なのかを見極め、相手が抱える問題に当たりをつけることがアセスメントの目的です。ちなみに、このあとのステップCやDで「変えられる問題」には「行動」から、「変えられない問題」に対しては「認知(考え)」にアプローチします。

　アセスメントのときにもう1つポイントとして覚えてお

いてほしいことは、**主観と客観を分ける**ことです。

　私が精神療法の訓練を受け始めたころ、児童への介入に関してスーパーバイズしてくれたアーサー・プレスコット先生がこう指導してくれました。

「相手の言うことは100％信じて、100％信じないように」

　これを聞いたときは、「信じて信じない」なんてそんな非科学的なことができるわけがないと思っていたのですが、20年以上も前に言われたこの不思議なことばがいまでも私の助けになっています。

　プレスコット先生が言いたかったのは、**主観と客観を分ける**ということだったのです。

　相手の言うことのなかには、客観的な事実もあれば、主観的な事柄もあります。本人が感じたり思ったりしたことについては、そのまま相手にとっての「主観的な事実」として100％信じて受け入れ、相手が事実だと言う事柄については早わかりや鵜呑みをせずに、客観的に本当にそうなのかを調べる必要があるということです。

　アセスメントをするときの2つめのポイントは、**相手がいまどのような感情をもっているかに注意を向ける**ことです。「この人はいま何を感じているのだろう、どんな気持ちなんだろう」と意識してみます。怒っているのか、不安なのか、悲しいのかの感情の見立ては、次のステップBにおけるラポートづくりに大いに関係してきます。

　さて、初めて会う相手ならばたくさんの情報を集める必要がありますが、2度、3度と会う回数が増えていく相手なら、細かいアセスメントは不要になります。そうしたら、ステップAは「あいさつのA」になります。「おはようございます」「こんにちは」などのあいさつからケアをスタートさせましょう。「お元気ですか」「どうですか、その

後は」「お加減はいかがですか」といったあいさつも、プロフェッショナルとして好印象がもてます。あいさつをしたら、アセスメントを抜かして、すぐにステップBの関係づくりに進みます。

> **Column**
>
> ### 受け入れことばと拒みことば
>
> 　ことばのなかには、相手を受け入れる意味合いをもっていることばと、逆に相手を拒む意味合いをもつことばがあります。
>
> 　受け入れ群のことばとしては、「なるほど」「そうですか」「たしかに」などがあげられます。一方、拒み群のことばとしては「でも」「だって」「じゃなくて」などがあります。お気づきのとおり、受け入れ群は相手がONになったことを知らせる「そうなんです」と同じグループのことば、拒み群は相手がOFFになったことを示す「でも」と同じグループのことばになります。
>
> 　相手と関係づくりをしたいときには、こちらも関係がONになることばを意識的につかっていくようにすると、共感などの方略をつかわなくてもお互いにつながった雰囲気をつくり出すことができます。「なるほど、そうなんですか」「そうなんですね」「たしかに、そうですね」などと相手にうなずきながら言うだけでも、関係づくりには効果を生みます。

4 ステップ B (Be with the Patient)
──相手を支え、関係を ON にする

ケアの質は対話で決まる

「どうしましたか？」と問いかけて、相手の抱える問題の緊急性などをアセスメントしたら、相手に寄り添い支える**ステップ B**（Be with the Patient）に移ります。

ケアの目的を果たすには、相手との良好な協働・協力関係が欠かせません。ステップ B は、ケアの土台となるきわめて重要な段階といえます。

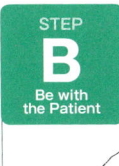

STEP B Be with the Patient

相手を支え、関係をONにする

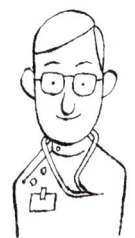

関係をONにする
ステイ・スキル
- 「～なんですね」の言い切りによる共感
- 「つまり」の言い換え
- まとめ返し

ステップ B の目的とスキル

まずは3つの対話ケースをみながら、ステップBでやるべきことを一緒に考えてみましょう。いずれもうつに悩んで5年になる中村さんと、3人の医師の対話です。

【ケース1】

うつに悩んで5年の中村さん。
初めて訪れたA病院の診察室で、初診の医師が電子カルテに視線を向けたまま、こう言っています。
「5年は長いねえ。もうちょっと頑張る気を出してもらわないとねえ」

さて、中村さんにA病院の医師のことばはどのように聞こえたでしょうか。
おそらく、「5年も治療をやっているのによくならないのは、あなたのせいです。もっと頑張れるはずなのにダメじゃないですか」というメッセージだったでしょう。
では、次のケースはどうでしょう。

【ケース2】

5年間通院しているB病院の医師が中村さんの顔を見つめながら、こう言っています。
「もう5年になりますね。それはつらいですねえ。もう少し一緒に頑張らせていただきたいと思っていますが、いかがでしょうか」

【ケース1】と比べて、【ケース2】のB病院の医師のことばは中村さんをほっとさせる気遣いが感じられます。
3つめのケースをみてみましょう。

【ケース3】

初めて訪れたC病院の医師が中村さんと目を合わせて、こう言っています。

「5年ですか。それはつらいですねえ。これから**一緒に頑張らせていただき**たいですね」

　【ケース3】のC病院の医師は中村さんとは初対面ですが、B病院の医師と同じように相手に寄り添おうとする気持ちがことばに表れています。

　このように、たとえ医師の技量に差はなかったとしても、ちょっとしたことばの選び方で相手が受ける印象は変わり、ケアの質まで違ってきます。

　ケアの目的を遂行するには相手に協力してもらうことが必要ですから、協力・協働できるよい関係をまずつくっておかなければいけません。

ケアの対話に必要な関係づくり

　ところで、人との関係はどのようにして成り立っているのかを考えてみましょう。

　会う回数が増えれば、自動的によい関係ができるのでしょうか。よい関係をつくるには、回数が必要なのでしょうか。あるいは、つきあいの長さがよい関係をつくるのでしょうか。

　実は、私たちは相手と**会うたびによい関係を維持する働きかけをしている**といえます。ということは、わるい関係とは、相手と出会うたびにわるい関係をつくる働きかけをしているということです。

　毎回ことばづかいや態度に気を配る働きかけをしてい

れば、良質な関係が築けます。つきあいの長さが、そのままよい関係として反映するとはいいきれません。よい関係をつくる努力は、ケアする人に求められる基本的な態度です。

医療現場では、ケアを目的とした短い期間のつきあいがもっぱらですが、ケアする側のことばの選び方や伝え方、問題の焦点の当て方、相手に対する行動のとり方などによって、関係の質が大きく変わります。**治療関係はコミュニケーションのしかたで決まる**といえます。それは、ケアの目的遂行に影響します。

先ほども例に出したうつの患者さんへの「頑張れ」のことばにしても、よい関係さえ築けていたなら、「頑張れ」と言われること自体で相手が傷つくということはないでしょう。しかし、関係が希薄であったり、明らかに嫌いな人間から「頑張れ」と言われれば、「自分のことをわかってもらえていない」とか「自分は頑張っていないと思われているんだ」と受けとめるでしょうし、軽蔑されたとすら感じることもあるでしょう。うつの患者さんに「頑張れ」と言ってもよい関係を先につくっておくことが重要だということです。

ケアしやすい関係をつくる

では、ケアの現場でどのように良好な関係を築いていけばよいのでしょうか。

ケアにおける関係は、家族や友人関係、恋愛関係とは明らかに違います。

家族、友人、恋愛関係にはふだんをともにしている生

活がありますから、ことば足らずの部分や行き過ぎの部分をその都度埋め合わせたり修正したりすることができます。言いたいことや気持ちをその都度ことばにしなくとも、態度や行動で表現することもできます。その反面、家族、友人、恋愛関係では、ときに妙な利害関係に陥って、関係が複雑にこじれることもあります。

　それに引き換え、ケアにおける関係はプロフェッショナルとクライアントの関係です。必要以上に自分を売り込んだり、相手から好意を寄せられることに必死になったりする必要はなく、**ケアという仕事がしやすい関係ができさえすれば、それで十分**です。そういう意味では、いくつかのポイントさえ押さえておけば、比較的容易に関係づくりができるといえます。

制限のなかでケアを実行する

　たとえば医療現場では、「何月何日の、どこで、何時にケアを始めて、何時にケアを終わる」というような時間や場所の制限がはっきりあるものです。それは一見、不自由なことのように感じられるかもしれませんが、この時間や場所の線引きがなければ、いつまでもどこへ行ってもケアし続けることにもなり、ケアする側が燃え尽きて最終的にケアができなくなることもあるかもしれません。

　ケアは「決められた時間に、決められた場所で」が基本です。月に１度の15分間や１日のうちの短時間といった枠が定められていることが大事なのであり、その枠内でケアを完了することがケアに従事する私たちには求められています。

時間や場所の制限があるなかで、相手と会ったらすぐにケアを再開できる協働・協力関係ができていればよいわけです。そのためには、**ケアの始まりがどこで、ケアの終わりがどこか、そしていま自分と相手はケアの全体像のどのステップにいるのか**をイメージしておくことが肝心です。

　その土台となるのが ABCD のステップで構成される**型**です。型を押さえていれば、比較的容易にケアに必要とされる関係をつくることができます。

相手を押せば、押し返されるか、逃げられる

　ここで、**関係の大原則**を頭に入れておきましょう。

　「**相手を押せば、押し返されるか、逃げられる**」という原則です。これは、人間関係やコミュニケーションを考えるときには非常に重要なしくみで、人間関係に起こるトラブルの多くを説明することができます。

　相手を「**押す**」とは、相手に圧迫を加えることです。身体的に押す場合なら突き放すとか殴るということになりますが、精神的に押す場合には、相手を責めるようなことを言う、罵声を浴びせるといった傍目に見ても明らかな行為と、相手が望んでいないことを助言する、無視をするといった一見しただけではわかりにくい行為があります。

　こちらが押してしまったときの相手の反応は、押し返してくるか、逃げるかのどちらかです。押した相手が自分より弱い立場にあると判断したときには押し返し、相

手が自分より強いと判断したときには逃げる行動をとります。

　逃げるといっても、その方法はさまざまです。文字どおりその場から退散することもあれば、居ながらにして話題を変えたり、ほかのことを考え始めたりします。

　ケアの対話で重要なのは、**相手を押さないこと**です。相手とぶつかってけんかをしたり、相手が逃げ出したりしてしまっては、そもそもケアができません。

　では、ここで、どんな言い方が相手を押すことになるのかを3つの例でみてみましょう。

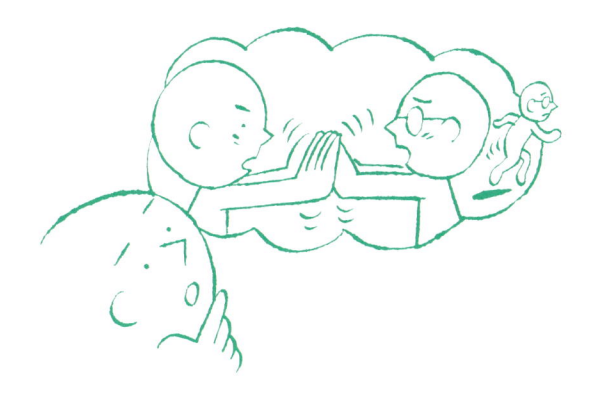

【ケース1】

患者：「先生、私ってもうよくならないのじゃないかと思って……」
医師：「何言ってるんですか。よくなるか、ならないかが言えるのは医師である私ですよ。私が『よくなる』って言ってるんだから、二度とそんなことを言わないように！」

【ケース2】

患者：「先生、ここのところ気分が落ち込んで、会社を休んでしまって……」
医師：「少しぐらいなら頑張ってもらわないとね。新型うつって聞いたことがあるかもしれませんが、あなたもそれなんじゃないの。休日には元気で遊びに行けるのに、月曜になって仕事になると気分が滅入るってタイプなんだよね」

【ケース1】の医師も【ケース2】の医師も、患者さんが何を言いたいのか、どんな気持ちなのかに耳を傾けずに、自分の意見を相手に押しつけています。あなたがこの患者さんであったら、きっと怒りが湧いてくるのではないでしょうか。**怒りは、押されたときに押し返そうとするときに表れる感情**です。この医師たちに対する患者さんの答えは、おそらく「でも先生、そう言われても……」ということばで始まるでしょう。

もう1つ、押しているケースをみてみましょう。

② 型を覚えよう

【ケース3】

患者：先生、いつまでこのままなのかと思うと先が心配です。これから、どうなっていくのか、心配で、心配で……。
医師：あなたの気持ちはよくわかります。心配なのもよーくわかりますよ。でも、ここは頑張ってもらわないとね。頑張れるのは、あなたしかいないんだから。

　【ケース3】は【ケース1】や【ケース2】ほどあからさまではありませんが、相手を押しています。
　「わかります」と言いながら、そのあとのことばを「でも」という接続詞でつないだ場合、**人は「でも」の後ろに続くことばに真意があると思います**。つまり、【ケース3】の患者さんに聞こえているのは、「頑張らなきゃダメじゃないか」というメッセージなのです。
　「わかります」のことばも注意を要することばです。「本当にわかるのか？」と切り返されたときに、「100％わかる」とはいえないことがほとんどだからです。
　私にも苦い経験があります。患者さんから、
　「先生は、あなたの気持ちがわかるって言うけれど、先生はこの病気でもないのにわかるわけがないじゃないですか。わかりますって、よく簡単にいえますね」
と問い詰められたことがあります。それ以来、「あなたの気持ちがわかります」という発言は慎重にして、安易につかうことのないよう気をつけています。
　けれど、こうして怒りをことばで表してくれる相手ならまだよいのです。非難であろうが、怒りであろうが、相手がこちらに対して何らかのアプローチをしてくるときは、

ステップB（Be with the Patient）——相手を支え、関係をONにする

関係を築くチャンスがまだ残されています。やっかいなのは、相手が言いたいことを言わずに怒りを内に秘めている場合です。こうなってしまうと、関係づくりはかなり困難になってしまいます。

いずれにしても、よい関係をつくってからでないと、ケアを次の段階へ進めるのは困難です。本当に相手をケアしたいのであれば、まずは相手を押さず、よい関係を築くことです。

では、この関係の大原則をふまえたうえで、ぶつからない関係をどうつくるのかをお話ししましょう。

関係のONとOFF

ケアは、**相手との関係のスイッチをONにする**ところから始まります。「相手を押せば、押し返されるか、逃げられる」のが関係の大原則ですから、相手を押さないようにする必要があります。押してしまうと、関係はOFFになってしまいます。

どのような言い方で関係がONになったりOFFになったりするのかを、患者さんと医師の対話を例にみてみましょう。

【医師Aのケース：関係がOFFになってしまう対話】

患者　：いや……、薬は飲みたくないんで……。薬に頼って生きるっていうのはなんだか不自然だし、一生薬を飲むことになるとしたらいやだなあと思うんですよ。自分の力でよくならないと、よくなったことにはならないんじゃないかというか……。そこは譲れないというか……。だから、薬をもらっても飲んでないんです。

2　型を覚えよう

医師A：えっ、飲んでない⁉　ダメじゃないですか。薬を飲んでなかったんですか？　よくならないって、当たり前じゃないですか。いまの薬はわるくないですから、思い切って試してみなきゃ。患者さんはたいてい初めは抵抗があるようですけど、飲み続ければ違いがわかりますって。あーあ、それじゃ、ダメだわ。

患者：うーん、でも、わかってはいるんですが、何かいやなんですよ。

医師A：またそんなことを言って。薬は効くんですから、信じて飲んでくださいよ。

患者：ええ……、でも……。

　　　　医師Aが患者さんを押している姿がみえたでしょうか。医師Aは相手が言おうとしていることを受け取らずに、自分が言いたいことだけを押しつけています。「ダメじゃないですか」という強力な一発も効いています。患者さんに聞こえているのは、「あなたはダメな患者だ」というメッセージであって、薬がどれだけ有効かという有益な情報ではありません。

　　　　この対話のなかに見落としてはならない大事なサインがあります。患者さんの心が閉じて、**関係がOFFになっていることを示す「でも」ということば**です。「でも」のほかにも、「そうではなくて」「……と言われても」「……なのだけれど」など、英語の「But」を意味することばが出てきたら要注意です。

　　　　相手が「でも」と言っているのにそのまま押し続ければ、相手はますます頑なになってしまうので、関係をONにすることができません。

　　　　相手が「でも」ということばをつかわなくとも、話題を逸らされたり、聞こえない振りをされたりしたら、それは

こちらが相手を押したから、相手が「逃げた」ということです。関係が OFF になっていることに気づきましょう。

　まずは関係を ON にします。こちらが言いたいことを言うのはそのあとです。この順番を誤ると、相手は判で押したように、押し返してくるか、逃げるかの反応をします。

　では、同じ患者さんに対する医師Bのケースをみてみましょう。

【医師Bのケース：関係がONになる対話】

患者　：いや……、薬は飲みたくないんで……。薬に頼って生きるっていうのはなんだか不自然だし、一生薬を飲むことになるとしたらいやだなあと思うんですよ。自分の力でよくならないと、よくなったことにはならないんじゃないかというか……。そこは譲れないというか……。だから、薬をもらっても飲んでないんです。

医師B：ふーむ、たしかに、薬はできればつかいたくないと思うものでしょうね。一生薬を飲むのかと思うと、不安になるでしょうし……。

患者　：そうなんです。やっぱり、なんだかちょっと怖いというか……。飲まなきゃとも思うんですけど……。

医師B：なるほど、迷いますね。薬を飲むことに比べれば抵抗は低いかもしれませんが、いまメガネやコンタクトをしている人も、ひょっとすると初めはずっとつかい続けることに迷ったり抵抗感をもったりしたことがあるのかもしれませんね。○○さんの場合は、薬を飲むことのどんなことに不便を感じたり、いやだと思ったりしますか。1つ2つ具体的な例をあげていただけますか。

患者　：そうですねえ。まず……。

医師Bの対応は、患者さんを押してしまった医師Aとはずいぶん違っています。もちろん、医師としては患者さんに薬を飲んでもらいたいのは山々だとしても、医師Bはまずは相手の言っていることを受け取るところから始めています。そして、相手を押さずに相手を支持していくと、対話のなかに**関係がONになったことを示す「そうなんです」のサイン**が出てきます。

医師Bのこのあとに続く対話は、薬を飲むことに関して何が具体的な問題になっているのかを探り、何か解決策はないのかを患者さんと一緒に考えていくことになるでしょう。

重要なのは、まず相手との関係をONにすることです。ONになったことがわかるサイン「そうなんです」を待ちましょう。相手は「そうなんです」を口にしながら、「自分は支持されている」「自分の苦しみを共有してもらっている」「自分のそばにいてくれている」と感じているはずです。

「でも」と相手が言っているときは無理に押さないことが鉄則です。「でも」が聞こえたら、一歩戻って仕切り直し、相手を受容して関係をONにするように働きかけましょう。典型的な戻り方としては、「まあ、簡単にそう言われても、すぐには納得できないですよね」などと言うことができます。

関係をONにする2つのレベルと3つの方法

英語の「Yes」の意味である「そうなんです」は、相手が心を開いて、関係がONになったことを示すことばで

す。このことばは、ラポート（またはラポール）が築けたことを示す**ラポートマーカー**です。ラポートとは、人と人とのあいだに心が通い合った状態があることをいいます。

逆に、心が閉じて関係が OFF の状態は、「でも」「しかし」「だって」「〜じゃなくて」「わかっているんですけど」など、英語の「But」や「No」の意味を示すことばが出てくることでわかります。

「はい、そうです。でも……」という返答であれば、「でも」のあとに真意がありますから、「はい、そうです」と言いつつも、関係はまだ OFF の状態であるといえます。相手が助言やアドバイスに耳を傾けられるようになるには、相手が心を開き、関係が ON の状態になってからです。

では、どのようにして相手との関係を ON にすることができるのでしょうか。それには２つの段階があります。

まずは、相手を支持して安全な場所を提供する段階で、主に「共感」のスキルを用います。次の段階は支持の状態を保ちながら話題や課題を絞り込んでいくのが目的です。主に、「言い換え」と「まとめ」のスキルを用います。

共感で安全な場所を提供する

関係を ON にするための入口は、相手を支持して、相手が安心して心を開くことができるように環境を整えることです。ここで失敗すると、相手は心を閉ざしてしまい、ケアしにくい OFF の関係になってしまいます。

批判したり助言したりせずに、まずは相手の話をよく聞き、相手をそのまま受け入れて、相手の抱えている問題に関心をもっていることを示すことができれば、相手

ここでつかえる代表的なスキルが「**共感**」です。感情だけでなく、考えを受け取ることも共感に含む場合がありますが、この本では**感情**に注目することにしましょう。そのつかい方は3章で練習問題とともに詳しく説明しますが、簡単に触れておきましょう。

1章で触れたとおり、感情にはいくつかの種類があり、

感情とその意味

感情	感情の意味・その背後にあるもの
悲しい	何か大切なものを失った (例：健康を失う、失恋、愛する者を亡くす、仕事を失う、評判を落とす、夢や目標が果たせない　等)
むなしい	自分で選んでいない 意味を感じない
不安・心配	未知のことやよくないことが起きそう コントロールできない
恐怖	何か危険が迫っている
怒り	自分を守る感情 自分の領域が侵されている 自分が不当に扱われている 自分が利用されている
イライラ	こんなはずではない 現実が自分の希望と合致しない いつも自分の領分を侵されている いつも不当に扱われている
緊張	自分自身あるいは他者への怒りを抑えている
恥ずかしい	自分のなかだけに秘めておきたいのに、他の人がそれを知ることになれば面目を失う
罪責	自分がわるいことをしてしまった
絶望	いま抱えている問題が永遠に続き、好転しないと確信している
孤独	ひとりぼっちで愛情をもらえない 誰にも気にかけてもらえない
驚き	予想外のことが起こった
幸せ	大切なものが手元にある
満足・達成感	希望がかなった 目標を達成した

その背後には意味があります。感情とその意味をセットで頭に入れておくとよいでしょう。基本的なつかい方は、
「相手が体験した出来事 + そのときに感じたであろう感情」
で表現して共感を示します。

たとえば、相手が将来を悲観して、「このまま生きていてもしかたがない。死にたくなった」と言った場合には、
「将来のことを考えて、死にたくなるほど落ち込んでいるのですね」
というように返します。

「いつも貧乏くじばかりで世の中は不公平だ」と相手が言った場合は、
「貧乏くじばかり引かされているのだとすると、頭にきますね」
「不公平なことばかりが続いて、悲しくなりますね」
というように用います。

共感を表現するときには、必ず「……なのですね」と文末を言い切りのかたちで表します。「不公平なことばかりが続いて、悲しいのですね」と表現すべきところを、「不公平なことばかりが続いて、悲しいのですか?」と文末を言い切りではなく疑問形にしてしまうと、相手を支持することができません。共感は言い切りです。

相手に起こった出来事のなかにある相手の感情をとらえて、それを「落ち込む」「頭にくる」「悲しくなる」といったことばにして返すことで、共感を示すことができます。共感を示すことができれば、相手はほとんどの場合「そうなんです」と返してくれます。

支持しながら問題に焦点を当てていく

　相手との関係をONにして安全な関係づくりができたら、支持の状態を保ちながら相手と問題を共有し、対話のなかで扱う話題や課題を設定していく次の段階に進みます。

　ケアの最終ゴールに一緒に向かっていくには、対話をどこに向かって進めるのかを決め（**話題設定**）、問題の解決に向けて取り組むべき課題を明らかにしていくこと（**課題設定**）が必要です。つまり、いつまでも共感だけをしているわけにはいかないということです。

　ここでつかえる代表的なスキルは「**言い換え**」と「**まとめ**」です。具体的なつかい方は3章でお話しします。

①言い換え：相手の話を「つまり」で言い換える

　「つまり……ということですね」と返すのが、もっとも簡単な言い換えです。

　言い換えるときには、自分の解釈をあまり加えないほうが「そうなんです」を簡単に得ることができます。相手から「そうなんです」が返ってくることを想定した言い換えになっていることが大切ですから、相手が「でも」と反応したら、それはうまく言い換えることができていないということです。

②まとめ：相手の話をまとめる

　まとめは、言い換えよりももっと広い範囲で相手が言ったことをとらえます。

　たとえば、相手の話の全体から焦点を絞り込んで、

「いまのお話をまとめますと、大きく 3 つの点をお話しくださいましたね。1 つは、……」

というまとめ方ができます。「そうなんです」ということばが相手から返ってくれば、うまくまとめられたということです。

ラポートづくりにスキルは有効

　共感が相手の言うことばに細かく反応して感情や気持ちを拾うのに対し、**言い換え**はもう少し大きくとらえて相手の言いたいことをほかの言い方に変換し、**まとめ**はさらに広くとらえて相手の言いたいことをいくつかに絞るという感覚です。これらの 3 つの技を駆使できれば、たいてい相手は「そうなんです」と返事をしてくれます。

　「えっ？　ラポートづくりにスキル⁉」と、少し違和感をもった方もいらっしゃるかもしれません。小手先の技で相手から「そうなんです」を言わせようとしているようだとか、ちっとも心がこもっていないように感じられたかもしれません。しかし、実際のところ、スキルをうまくつかえば心をたっぷり込めていなくとも、相手との関係を ON にすることは可能です。

　少し考えてみましょう。仮に、ケアの対話のステップ B の段階で小手先ではない真剣な対応をするとしたら、具体的にはどんなことをすることになるのでしょうか。たとえば、「死にたくなった」という患者さんに、「死んではいけない」と力説して説得することでしょうか。「あなたの考え方は間違っている。世の中は公平なんだ」と論理的に説得することでしょうか。もし、相手をそんなに押したら、

相手は心を閉ざし、関係はOFFになってしまいます。

　よい関係づくりをスタートさせるのには、実はそれほど大げさなことをする必要はありません。むしろ、大げさに対応すれば、かえって相手は構えてしまい、けんかになったり、気まずくなったりしがちで、関係もまずくなる可能性のほうが高いといえます。

　心を込めて真剣に対応すべきなのはステップBで、相手が心を開き、関係がONになってから。それからでも遅くはありません。相手が心を開いてからのほうが、心を込めたこちらの配慮が相手に素直に入っていきます。はやる気持ちを抑えて、相手の準備ができるまで待ちましょう。関係がONになれば、厳しい助言であっても相手の耳に入るようになります。

　ラポートづくりの始まりは、とりあえずは簡単な返し技で十分です。**「そうなんです」のラポートマーカーを手に入れてからケアを先へ進める**。そう覚えておきましょう。

どうしてもONにならないときは、「両価性」「葛藤」を疑う

　さて、「共感」「言い換え」「まとめ」をつかえば、ほとんどの場合、相手からは「そうなんです」が返ってきて、関係がONになります。しかし、そうした反応が返ってこない場合がゼロではないのも事実です。

　ぶつからないように細心の注意を払っているのに、相手の反応がOFFの状態が続く場合は、こちらが押したから相手が抵抗しているのではなく、相手が「もう1人の自分に抵抗している」と考えるほうが自然です。それを「**両**

価性」または「葛藤」と呼びます。

　自分のなかに2人の自分がいて、どちらにしたらよいのかを決めかねている、争っているというような状態です。自分のなかの2極を、あっちに行ったりこっちに行ったりしているのです。2極といっても、よいこととわるいことにかぎっているわけではなく、よいもの2つのどちらかが選べないという場合もありますし、その逆もあります。

　例を出してみましょう。患者さんが自分から来院して「病気を治したい」と訴えますが、訴えどおりに治りたい様子がみえないということがあります。この患者さんの内部には葛藤があり、「よくなりたいけれど、よくなりたくない」という2つの思いのあいだでどちらかを決められない状態と考えることができます。疾病利得と呼ばれる状態がその最たるもので、病気を維持することで得ているもののほうが大きい場合、文句を言いながらも病気のほうを取ってしまうことになるのです。

　このようにひと目で両極がはっきりわかるものばかりではなく、「自分の秘密を話したいけれど、話すのが不安」とか「治療は受けたいけれど、治療は怖い」というような葛藤の両極がみえにくいものもあります。

　葛藤の状況にある人は、「そうなんです」と歯切れよく返答してくれません。「そうなんですけど……、うーん、でも……」というように曖昧な返答をしてくることが多くなります。

　こちらから押しているはずがないのに、相手がONにならない場合は、相手の抱える両価性や葛藤に気づきましょう。そして、次のように対応して活路を見出してみましょう。

まず、こちらが押していないことを確認します。

次に、相手の話などから、相手の内面でぶつかり合っていると思われる2つのもの（複数の場合もある）をみつけます。

さらに、「治療を受けたい気持ちがある反面、治療は怖いという気持ちもあって、なかなか前に進めないですね」という具合に、その2つを並べて表します。**相手のなかの相反する問題を並べ、「○○だから、不安なのですね」というように相手の抱えている感情をそのあとにくっつけて表現する**のが基本型です。このつかい方は「共感」とほとんど変わりません。

つまり、相手には「あなたの抱えているものは受けとめましたよ」というメッセージを伝えています。「共感」と違う点は、文頭に述べるのが相手に起きた出来事ではなく、相手のなかで葛藤を引き起こしている2つ（またはそれ以上）を並べてみせている点です。この基本型に沿って葛藤をみせることができれば、多くの人は「そうなんです」と答えてくれるはずです。

予想どおりにいかないときもあると割り切る

ケアの対話のステップBでは、相手をONにする方法、つまり「そうなんです」を相手からもらう方法をみてきましたが、最後に心に留めておいていただきたいことをお話ししておきましょう。

1章でもお話ししたので繰り返しになりますが、最終的に相手がどう考え、どう行動するかは、本人の自由であ

り責任です。

　相手に心を開いてもらうためにどんなに手を尽くしても、相手から期待どおりの反応が返ってくるとはかぎりません。人間には自由意思が備わっているのですから、ある意味でそれは当然です。相手の反応を100％コントロールすることはできません。ケアする側は、この事実を了解していなければならないのです。

　逆からいえば、結果のすべてにケアする側が責任をとる必要はないともいえます。人には、どうしても素直になれない時期や反抗的になってしまう時期があるものです。たまたまそこに出くわしたとしたら、ケアの対話の達人でさえ歯が立たないということもあるでしょう。

　しかしながら、それを長期的な目でみれば、ケアする人のそのときの役割は相手の心に対する種蒔きだったのかもしれないのです。そのときには実をみることはできなくとも、5年後、10年後に花を咲かせ、みごとな実がなるかもしれません。種を蒔いたら、いつでもその実を自分が刈り取れるとはかぎりません。むしろ、心の土地を耕す人、種を蒔く人、水をあげる人、そして刈り取る人は同一人物でないことのほうが多いといえるでしょう。

　ケアとは、そういう長い目でとらえるものともいえるのではないでしょうか。

2 型を覚えよう

Column

2つの「支持」と「指示」のジレンマ

　相手の援助を行う場合、相手をそのまま受け入れて支持（サポート）したいと思う反面、いつまでも支えてばかりでは本当に必要なことが達成できないのではないかと思うことがあります。そこで、何とか相手をある方向に向かわせたいと思う気持ちから、「あ あしろ」「こうしろ」と指示（ディレクト）してしまうことがあります。

　この2つの「支持」と「指示」は両極に位置しています。

「支持」は、問題を抱えた人間としての相手を支えます。その問題で打ちのめされていたり、怒っていたり、悲しんでいるその人物を受け入れ、一緒にいてあげるという感覚です。共感したり、相手の話を傾聴したりすることで支持をします。

　一方、「指示」は相手を解決策に導く感覚で、念頭にあるのは相手自身よりも問題自体ということになります。問題解決が主眼になっているので、ときには問題をもっている本人の意思や気持ちなどは二の次になる場合があります。極端になると、相手がどうあれ、その問題を解決するために命令をしたり、何とか説き伏せて動かそうとお説教をしたりすることもあります。

「支持」と「指示」にはそれぞれ利点と弱点があります。

「支持」は相手と寄り添い、精神的、肉体的な痛みに寄り添うことができる反面、相手を依存的にしてしまうことがあります。「指示」は、問題解決に走るあまり、相手の気持ちを無視してしまい、相手が拒絶するようになるのが弱点だといえます。

　したがって、ケアの対話がめざすのはその中間点です。支持（サポート）しながら、相手に決めてもらうかたちで指示（ディレクト）を実現する方法をとるのがいちばんといえます。

ステップ B（Be with the Patient）——相手を支え、関係を ON にする

5 ステップ C (Clinical Questioning)
——質問で目的地を一緒に探す

　ステップ A、B で、相手との関係を ON にできました。安心できる場所を提供して支持するだけでもケアしているといえますが、ここからさらにプロフェッショナルとしてのケアの対話を深めていきましょう。

　相手から「そうなんです」を引き出したあと、医師であれば「薬はどれを処方しようか」と考えますし、看護師であれば「回復をどう促そうか」と焦点を絞った具体的なケアに進んでいくのがふつうです。ケアの対話でも同様に、支持のその先のステップをマスターしましょう。

　ステップ C（Clinical Questioning）では、相手と一緒に

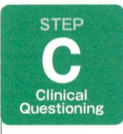

質問で目的地を一緒に探す

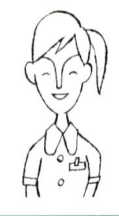

相手と目的地を探す　ムーブ・スキル

- ソクラテス式質問
  具体化・数値化など

ステップ C の目的とスキル

問題をみつめ、一緒に目的地を探します。目標を明らかにして、その目標に向かって動くことが目的です。

ケアを求める人の多くは、具体的で速効性のある解決策や答えを望んでいるものです。緊急性の高い問題で悩んでいる人が多いので、「いますぐに解決策がほしい」と思っています。もちろん、すぐに対応しなければならないこともありますし、すぐに結果の出ることもあります。しかし、長期的な目でみて望ましいのは、本人に自分で問題を解決できる力を身につけてもらうことです。それを達成するのに大きな力を発揮するのが**質問**です。なかでも後述する**ソクラテス式質問**をケアの対話ではよく用います。

質問で何ができるのか

まず、**質問**がもっている機能についてみておきましょう。

質問は、対話のなかで主に3つの機能を果たしてくれます。①**話題の焦点づけ**、②**不明点の解明**、③**相手を動かす**の3つです。

①話題の焦点づけ

ケアの対話では、いつまでも共感しているわけにはいきません。どこかでギアチェンジをして話題を絞っていくときに、質問が有効です。

質問をとおして、質問者は対話のなかの何に興味や関心をもっているかを相手に示唆することができます。言い換えれば、質問は「これを話題にしましょう」という質問者の意思表示です。「あなたが話してくださっているそのことについて興味があります。それを話題に選びたい

のですが、よろしいですか？」と、質問をとおして話題設定の許可を相手からもらっているようなものです。「それって、どういうこと？」とストレートに聞くだけでも、話の焦点は質問者の興味のあるところへもっていくことができます。

②**不明点の解明**

質問には、情報収集をして不明点を解明しようとする機能があります。

不明点の解明の作業は、質問者側の情報収集の機能だけでなく、答える相手にとっても自分探索の働きをします。質問に答える作業をとおして、それまで見落としていたことに気づいたり、自分ではわかっているつもりでいた事柄をあらためて表現したりする機会になります。この機能をうまくつかえば、相手に考え直してもらったり、問題解決策を自分で考えてもらったりすることができます。

ただ、前述のように共感で相手を支持したいときには質問はつかえません。なぜなら、共感や支持で伝えるべきメッセージは「あなたのことを理解しました」ですが、質問は「あなたの言っていることがわかりません」というメッセージを伝えてしまうからです。

③**相手を動かす**

質問を示唆的に用いることができます。質問のしかた次第で、相手から引き出したい情報を絞り込むだけでなく、話題をある方向に導いたり、こちら側がその話題に興味のあることを知らせたりすることができます。

対話のなかで、「へえー、音楽がお好きなんですね。ど

んな作曲家が好きなのですか？」と質問するだけで、話題を音楽に、さらには作曲家にもっていくことができます。また間接的にこちらが相手の音楽好きな部分に興味をもっていることや、作曲家に関心があることを伝えていることになります。

　また、「ご出身はどちらですか？」とたずねるときには、「東京です」とか「盛岡です」という地名が出てくることを想定して聞いているわけですから、私たちは無意識のうちに質問文をつかって話の方向を定めていることになります。

　しかも、ケアの対話では質問をつかって相手にとって益になるように誘導するのです。ケアを必要としている相手は自分一人では動けなくなっていたり、自分だけでは道を探せなくなっていたりしていることが多いので、質問をつかって少し誘い水をして、相手が自分で道を探せるように援助します。それは、こちらから命令や助言をして相手を力づくで動かすよりも、はるかに相手主体といえます。

　つまり、どうしたいかを質問して、相手に決めてもらったり選んでもらったりすることで、相手は動機づけられ、自主的に一歩前に足を進めるようになるものです。

質問で縦・横に焦点を動かす

　質問で、縦方向、横方向に話の焦点を動かすことができます。この方向性を頭に入れて質問をつかえるようになれば、話の内容をぐっと深めたり、逆に浅くしたりすることが自在にできるようになります。

①縦方向に動かす

　時間と内容を縦の方向に動かしてみましょう。

　時間的な縦の動きは、現在を中点として時間軸上を移動して過去に戻ったり、未来に向かったりする動きです。話の内容を縦軸の上下で動かせば、内容が深くなったり浅くなったりします。

　たとえば、相談者が「苦しくて電車に乗れない」と言った場合、時間的な縦の動きをイメージすれば、

「その問題はいつから始まったのですか？」
「5年前にはすでにその問題がありましたか？」
と過去に時間を移したり、
「このまま電車に乗れないとすると、どんなことが起こると思いますか？」
と、未来に時間軸を動かしたりすることができます。

　内容的に縦方向に動くことをイメージすれば、
「『苦しくて』とおっしゃいましたが、具体的にはどのような症状が出ているのでしょうか？」
「その問題の原因に何かお心当たりがありますか？」
と質問できます。

　「苦しくて電車に乗れない私はダメなんです」と相手が言ったなら、

「その考えは、誰に教わったのでしょうか？」
「あなたがダメだというのは誰に言われたのでしょうか？」
と質問することもできます。つまり、特定のある問題について深堀りするわけです。

②横方向に動かす

　縦の動きに対して横の動きは、同じレベルを横に行き来するイメージです。

　縦方向で内容を掘り下げるのとは違って、いろいろな角度から広く浅くたずねるのが横方向の動きです。横方向の動きは、初回の面談で相談者が抱えている問題を見立てるときなどには有効な質問方法です。

　たとえば、「苦しくて電車に乗れない」と言う相談者に対して質問で横方向に動かすなら、
「それは車でも同じようなことが起こりますか？」
「同じような苦しみはほかにもありますか？」
という質問になります。同一レベルを横に滑って、似たような問題がほかにはないかを探ることができます。

　横方向の質問ばかり続けると対話は浅くなってしまうので、ふつうは縦と横の動きを組み合わせてつかいます。横から縦に動き、その地点で横に動いてみて、深めるべきところをみつけたらぐっと縦に動くというような感覚です。

　自分の縦横の動きをこのように第三者的に眺められるようになれば、ケアの対話は達人レベルです。対話全体を俯瞰する目が養われると、「そろそろ縦に進もう」とか「少し横に動いて情報収集をしたら、そこから縦に進むポイントを探そう」などと考えて、意識的に対話の流れをつ

くっていくことができるようになります。

閉ざされた質問・開かれた質問・ソクラテス式質問

　ケアの対話でつかわれる質問は大きく分けて3つあります。「**閉ざされた質問**」「**開かれた質問**」そして「**ソクラテス式質問**」です。ケアの対話で有効なソクラテス式質問は、閉ざされた質問と開かれた質問の中間に位置します。

質問法の3種類

質問法	特徴
閉ざされた質問	・答えが1つ ・話題が広がらない
ソクラテス式質問	・焦点が絞られる ・さらに詳しい答えを期待できる
開かれた質問	・いろいろな返答が出てくる ・話題が広がる

①閉ざされた質問

　閉ざされた質問は、ひと言で答えられるタイプの質問です。
「あなたのお名前は何ですか?」
→「野村です」
「あなたは車をもっていますか?」
→「はい」または「いいえ」
「あなたの好きな音楽のジャンルは何ですか?」

→「ジャズです」

　どれもひと言で答えられる質問なので、答える側にとっては答えることに対する負担があまりありません。
　ただし、ひと言の答えからは多くの情報を得ることができないのが欠点です。閉ざされた質問を用いて多くの情報を得たければ、質問を重ねるしかありません。
　逆にいえば、相手が話すのを嫌がっていたり、答えに窮していたり、何らかの理由で考えるのが苦手な人であったりする場合には、閉ざされた質問をするほうがよいともいえます。こちらで答えの選択肢をいくつか用意してうなずいてもらったり、指で選択肢を示してもらったりするなどの方法をとることもできます。
　閉ざされた質問は話題を決定するときに便利な質問であり、ズバッと不明な点に切り込むのにも有効です。

②開かれた質問

　開かれた質問は閉ざされた質問とは対照的に、ひと言で答えるのが難しい質問です。
「今後どうなるとお考えですか？」
「いまの状況をお話しいただくとすれば、どんな感じでしょうか？」
　など、ひと言では答えられない分、質問者は相手から多くの情報を引き出すことができます。答える側は質問に対して詳しく説明することを求められ、必然的に深く考えることになるので、精神療法などには開かれた質問が活躍します。
　しかし、開かれた質問はどんな答えが返ってくるかわからず、話題をどこに着地させるのかが相手任せになっ

てしまうという問題点があります。

③ソクラテス式質問

閉ざされた質問と開かれた質問の中間に位置し、それぞれの欠点を補っているのがソクラテス式質問です。ソクラテス式質問をつかったやりとりを**ソクラテス式問答**と呼びます。

ソクラテス式問答は、哲学者ソクラテスが用いたと伝えられる真実の探求法で、答えを初めから相手に与えずに、相手に質問を重ねることで本人が自分で真実に到達できるように導く質問法です。

ソクラテス式質問をうまく用いると、質問する側も答える側も情報を十分に入手することができます。また、話題の焦点が明確になります。

ソクラテス式質問は主に縦方向に、相手にとって有益となる場所に動かすのに用います。質問者はおおよその向かうべき方角を定めて質問で誘導しながら、相手が自分で目的地にたどり着けるようにします。自分でみつけた目的地ですから、本人も納得がいきます。ソクラテス式質問の実際的なつかい方は3章で詳しくお話ししましょう。

質問のタイプ別の特徴

同じケアの対話場面を想定して、3つの質問それぞれの特徴をさらにつかんでおくことにしましょう。

【閉ざされた質問の例】

相談者：大学院の受験に失敗してしまって、このあとどうしたらよいか悩んでいて……。もう進学はあきらめようかとも思うし……。でも、あきらめがつかないというか……。いまから仕事を探すといっても、それも絶対に無理ですから……。うーん。
援助者：入試は難しかったですか？
相談者：はい、とても。

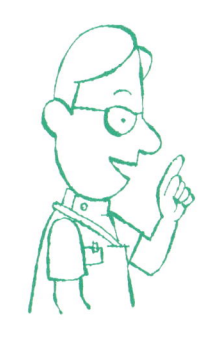

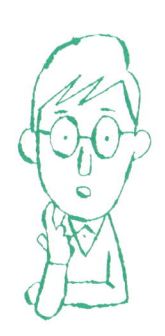

このように閉ざされた質問をすると、相談者はたいていひと言で答えます。ただし、これでは、なかなか話の方向性が生まれません。次の展開はこちらからまた質問をするか、相手が話したいことを話し出すのを待つかの選択になります。

【開かれた質問の例】

相談者：大学院の受験に失敗してしまって、このあとどうしたらよいか悩んでいて……。もう進学はあきらめようかとも思うし……。でも、あきらめがつかないというか……。いまから仕事を探すといっても、それも絶対に無理ですから……。うーん。
援助者：このことについて、ご両親は何とおっしゃっているのですか？
相談者：まあ、いろいろですが、基本的には「もう、あきらめて就職してくれ」というような内容です。

　このように開かれた質問をすることで、話題は「両親がこの問題についてどう考えているのか」という方向にシフトします。しかし、何が答えとして返ってくるのかが読みにくいので、質問者は相手の答えのなかから次の手を考えなければなりません。

【ソクラテス式質問の例】

相談者：大学院の受験に失敗してしまって、このあとどうしたらよいか悩んでいて……。もう進学はあきらめようかとも思うし……。でも、あきらめがつかないというか……。いまから仕事を探すといっても、それも絶対に無理ですから……。うーん。
援助者：あきらめがつかないのはつらいですね。ところで、あきらめがつかない理由を3つぐらいあげていただくとすると、どうなりますか？
相談者：うーん、そうですねえ。まず、ずっと夢としてもっていた……。

ソクラテス式質問では、質問で話の方向またはターゲットを絞り込んでいけます。この例では「あきらめられない理由」に焦点を当てて、その話題に相手を誘導したことになります。
　ほかにも、たとえば「職探しは無理」という話題にもっていきたければ、質問者は、
「これから仕事探しは絶対に無理だと思うと、不安になりますね。ところで、絶対に無理というのは 100 ％無理ということでしょうか。何％くらいの無理だとお考えなのか教えていただけますか？」
と質問することもできます。
　相手が「85 ％ぐらいでしょうか」と答えたなら、
「では、残りの 15 ％の可能性ついて少しお話しいただけますか？」
と話題を進めることができます。こうすれば相談者は進路について具体的に考えるようになります。また、その可能性がどのくらいなのかを数字で理解することもできます。

ソクラテス式質問のつかい方

　質問されることによって、相手は自分の抱える問題や課題を違う角度から考え直したり、ほかのことばで問題を説明し直したりすることを求められます。こうしてソクラテス式質問をこちらが繰り返すことで、相手は問題に対する答えに自力でたどり着けるようになるというしくみです。
　このソクラテス式質問をつかう際の重要なポイントが 2

つあります。

1つは、**ターゲットを定める**ことです。

質問で何について掘り下げたいのか、何について具体的にしていきたいのかを質問者が明確にもっていることが必要です。質問で相手の行動パターンや考え方のパターンが浮き彫りになったり、目標が次第に明確にみえてきたりするようにできれば理想的です。

ソクラテス式質問のターゲットとなる分野は、**出来事、思考、感情、行動、身体**の5つです。ターゲットに応じて自分の引き出しからいろいろなソクラテス式質問を取り出せるようになれば、相手を確実に目標に導くことができるようになります。

2つめは、**具体的な答えに導く**ことです。

ソクラテス式質問が最終的にめざしているのは、目的地にたどり着くための具体的な情報や考えを相手から引き出すことです。相手が質問に答えることによって、問題が何であるかの理解が深まり、さらに具体的な問題解決策がみえてくるようにしたいわけです。

ソクラテス式質問のターゲットとなる分野

ターゲットとなる分野	質問例
出来事	「何が起こったのかをもう少し詳しくお話しくださいませんか?」
思考	「そのときに何を考えましたか?」 「そのとき、どんなイメージが浮かびましたか?」
感情	「そのときに何を感じましたか?」 「そのとき、どんな気持ちだったのですか?」
行動	「そのときにどんな行動をしたのですか?」 「そのとき、何をしましたか?」
身体	「そのときにどんな身体的な変化がありましたか?」 「そのとき、どんな症状が身体に出ましたか?」

たとえば、患者さんが「元気になりたいです」と言った場合、「その人が元気になるとは、何がどのように変わり、何ができるようになることなのか」を明確にする必要があります。そうでなければ、その人の言う元気は雲をつかむような話で終わってしまい、元気である状態を実現できたのかどうかを確かめることもできません。その元気が具体的にみえるかたちになれば、それを実現しやすくなります。

　具体的にみえるようにする方法としては、数字で数えられるようにしたり、何がどのように変化することなのかを明確にしたり、どんな行動ができると目的が果たせたことになるのかをリストアップしたりすることが考えられます。数字や具体的な行動で目標がみやすくなるほど、相手はより現実的に目標に近づくことができるようになります。目標がぼやけていれば、目標到達は難しくなるということです。

6 ステップ D (Direction & Decision)
――行動か認知に動かす

　ケアの現場では相手のニーズをアセスメントし（ステップA）、相手の感情を受け入れて関係をONにします（ステップB）。そのうえで、ソクラテス式質問を重ねながら相手が抱えている問題を一緒にみつめていきます。こちらからの質問に答えることをとおして、相手が自分の行動の癖や考え方の癖に気づくように促すのが、ステップCです。

　その先の**ステップD**（Direction & Decision）は、目標を一緒に探しながら問題解決に向けた方向づけをしていくというやや専門的な段階になります。

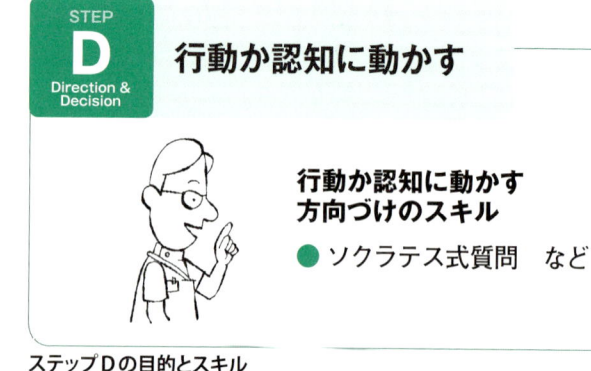

STEP D Direction & Decision

行動か認知に動かす

行動か認知に動かす方向づけのスキル
- ソクラテス式質問　など

ステップDの目的とスキル

この本では、ケアに従事する人ならば誰でもつかえる対話法に焦点を絞ってステップDをみていくことにしましょう。もちろん、治療的な介入を専門的に学びたい方にとっても役に立つ基本的内容です。

どのルートで、どこに動かすか

ステップDでは、相手を**どのルートをつかってどこに動かすか**がポイントになります。

相手が抱えている問題が「**結果を変えられる問題**」であれば「**行動**」から、「**変えられない問題**」に対しては「**認知（考え）**」に**アプローチ**します。対話のなかでソクラテス式質問をつかいながら、行動か認知かのルートを縦方向あるいは横方向に動かしていきます。

どのルートをどのように動かしていけばよいかをみていきましょう。

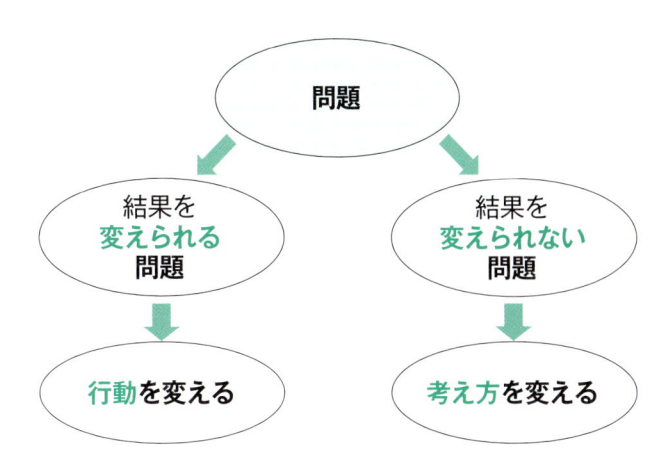

結果を変えられる問題か、変えられない問題か

①行動のルート

　行動を変えることは、気分や考え方を変えることよりも容易です。それは、私たちの日常を振り返ってみればよくわかります。

　たとえば、いやな気分であっても私たちは出勤できますし、仕事をこなすこともできます。けれども、その逆となるとなかなか難しいものです。気分がすっかりよくなってやる気満々になってから仕事に行くとなると、いつまで待ってもいっこうに仕事に行けないかもしれません。

　面倒くさいと思いながらも掃除をしたり、悔しいと思いながらも頭を下げたりできている日常をみれば、行動のルートを取ることは、そうハードルが高くないということがおわかりになるでしょう。

　では、実際に対話のなかで行動ルートを質問で追いかけるとはどういうことなのかを考えてみましょう。

　たとえば、相手が「私はダメな人間なんです」と言った場合、これだけでは動かしたい行動がみえませんから、まずは「何がダメなのか」を確かめる必要があります。

　「私は何をやってもダメなんです」と相手が言った場合は、「何をやっても」という行動面に注目できます。そこで、**「何をやってもダメということですが、具体的にはどんなことをすることなのですか？」**
と質問して、行動ルートに話題を乗せることができます。そして、これまでにうまくいった行動やうまくいかなかった行動などを探りながら、これから取るべき新しい行動を決めていければよいわけです。

②認知（考え）のルート

認知とは、**考え**または**考え方**です。行動に比べて認知はみえにくいですが、何を考えているのか、どんな考えが背後にあるのか、何か思い込みはないのかなどを対話のなかで探っていくことができます。

たとえば、相手が「私はダメな人間です」と言った場合、その背後にある認知は「自分はダメな人間だ」という考えです。「ダメな人間だと思うのはどうしてか」に焦点を当てれば、認知ルートに乗せることができます。

問題をどう理解すればケアになるか

私たちは生きているかぎり、大小の差はあれ問題に直面します。うれしいこともあれば、悲しくつらい出来事もあるのが人生です。

そうした問題には、その先の**結果を変えられる問題**と**変えられない問題**があることを説明しましたが、それは**問題をその後の結果からみた分類**です。

この2章の最後では、**問題そのものがもつ性質からみた分類**を示し、問題をどう理解すればケアに結びつくのかについて、行動や考えに働きかける道筋を明確にしながら補足しておきたいと思います。

問題は2種類に分けることができます。1つは**条理問題**であり、もう1つは**不条理問題**です。

条理問題

条理問題とは、常識的に理解できる問題であり、すべ

きでないことをするとかすべきことをしないために起こった問題です。**因果問題**または**責任問題**ということもできます。勉強をせずに試験を受けて落第点を取ったとか、スピードを出してはいけない場所でスピードを出して捕まったというのが、これに当たります。

条理問題のその先をみると、「結果を変えられる問題」と「変えられない問題」に分けられることがわかります。

勉強不足で落第点を取った場合、それを境にしっかり勉強して次回は及第点を取ることができるとしたら、「結果を変えられる問題」ということになります。片や、条理問題の結果で誰かが命を落としたというような場合には、何をしても亡くなった人が生き返ることはないので、「結果を変えられない問題」となります。

条理問題に対する対処の方法には3種類があります。

1つめは、結果を変えられる問題に対して問題解決法を考えるという対処法です。これまでの行動を変えたり、新しい行動を始めたりすることで問題に対処にします。勉強せずに落第したという場合には、勉強をするという行動に変えることで問題を解決できます。

2つめは、結果を変えられない問題に対して現実を受け入れるように考え方を変えるという対処法です。人生に1度しかない試験に失敗したとか、勉強するとかしないとかの問題ではなく、そもそも初めから合格要件から外れている場合には結果を変えられないわけですから、その事実を受け入れるしかありません。つまり、考え方を変えるということになります。

3つめの対処法は現実逃避です。問題からわざと目をそらすとか、アルコールや快楽などで気持ちを紛らわすといった行動がこれに当たります。問題に直面しようと

せず問題から逃避しているだけなので、いつまでも問題は解決せず、同じような問題が起きればまた逃避して悪循環に陥ります。逃げているかぎり、ほとんどの場合、問題は解決しません。

不条理問題

私たちは常識では到底理解のできない問題に見舞われることがありますが、それが**不条理問題**です。他人に理由もなく傷つけられたり、地震などの天災によってとんでもない被害を被ったり、たまたま通りかかった場所で事故に巻き込まれたりするなど、自分には原因のないことで起こる問題がこれに当たります。

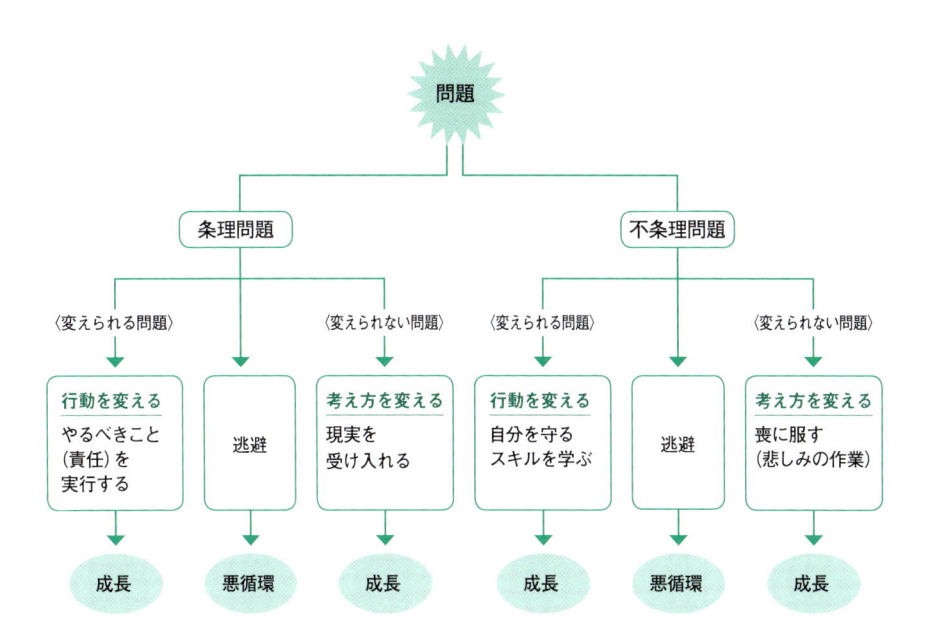

```
                            問題
          ┌──────────────────┴──────────────────┐
        条理問題                              不条理問題
  ┌───────┼───────┐                  ┌───────┼───────┐
〈変えられる問題〉  〈変えられない問題〉  〈変えられる問題〉  〈変えられない問題〉

 行動を変える    逃避    考え方を変える    行動を変える    逃避    考え方を変える
 やるべきこと            現実を            自分を守る              喪に服す
 （責任）を              受け入れる        スキルを学ぶ            （悲しみの作業）
 実行する

   成長      悪循環    成長              成長      悪循環    成長
```

条理問題と不条理問題の対処法

不条理問題も、条理問題と同様に、「結果を変えられる問題」と「変えられない問題」があります。言い換えれば、不条理問題ではあっても、何らかの働きかけをすることで問題が改善する場合と改善しない場合があるということです。

　不摂生をしたわけでもないのに病気になってしまったという不条理問題に対して、治療を受けることで回復する場合は「結果を変えられる問題」ということになりますが、病気の結果、身体の一部を失ったという場合にはその結果を変えることはできません。

　この不条理問題に対しても、その対処法は３つです。

　結果を変えられる問題に対しては、行動を変えていきます。何のいわれもなく暴力を受けているとしたら、それを阻止する行動を取るとか、思いがけず病気になったけれども治療をきちんと受けて薬を飲むという行動をとることで健康を守ることができます。

　一方、からだの一部を失ったとか、天災で愛する人の命を奪われたといった結果を変えられない問題に対しては、その厳しい現実を受け入れるしかありません。大切な人を失ったという場合には本人はもう戻ってこないわけですが、自分の心のなかに失った相手をきちんと入れ直すという「悲嘆」と「喪に服す」という作業をとおして、受け入れがたい悲しく厳しい現実を徐々に受け入れていくことになります。本当に厳しい現実と折り合いをつけていく作業をしなければならないわけですから、一緒に歩いてくれるケアする人の存在は重要です。

　不条理問題に対する３つめの対処法は現実逃避です。つらく厳しい現実ですから、しばらくそれをみないようにすることで自分を守る必要がある場合もあります。しか

し、ずっとみないようにしているかぎり、いつまでもその暗い闇からはい上がることができません。どこかの段階で問題と向き合うことができれば、それが行動次第で変えられる問題なのか、受け入れなければならない現実なのかがみえてくるようになります。

Column

共感ことばの3種の神器

　対話をしていてとっさにことばが出ない場面に遭遇することがあります。共感したいけれど相手に何を言えばいいのかわからなかったり、相手の話を聞いてすっかり打ちのめされたり、相手の話の意味がよくわからなかったりするときに、ことばに詰まります。

　ことばが出ないときには、動作で示すのが定石です。うなずき返しはこんな場合にぴったりはまると思います。

　ほかには、共感ことばの3種の神器、「つらいですね」「大変ですね」「心配ですね」をつかうことができます。この3つはおそらくどんな場合にもつかえることばです。それぞれ少し意味合いが違います。「つらいですね」は相手が感じている感情を言い表したいけれど、何と言ってよいかわからないときに、「大変ですね」は相手の行動を意識するときに、「心配ですね」は認知（考え）への介入をしたいときにつかえます。

　うなずき返し、ハ行返しなどの後に3つのうちのどれかを加えてみるつかい方もできます。「（うなずきながら）つらいですね」「へー、大変でしたね」「ふーん、心配ですね」という具合です。

| **2章のまとめ** |

① 型を知れば、対話はケアになる。
② A → B → C → D の4つのステップと流れが基本。うまくいかないときは、1つ前のステップに戻ってやり直そう。
③ ステップ A（Assessment）は「どうしましたか？」で始まるアセスメントの段階。まずは聞くことに徹しよう。
④ ステップ B（Be with the Patient）は相手を支持して良好な関係を築く最も大事な段階。関係が ON になったことを「そうなんです」のラポートマーカーで確かめよう。
⑤ 関係の大原則は、相手を押せば、押し返されるか、逃げられる。
⑥ ステップ C（Clinical Questioning）は質問で目的地を一緒に探す段階。ソクラテス式質問を駆使して話題や課題を設定していこう。
⑦ ステップ D（Direction & Decision）は目標とルートを質問で明確にしていく段階。行動か認知に動かしてみよう。

3

スキルを
身につけよう

この章では

　3章では、ケアの対話の型であるABCDのステップの順に、それぞれのステップでつかえるスキルを学びましょう。

　ステップAで用いる「対話の土台をつくるスキル」、ステップBでつかう「関係をONにするステイ・スキル」、ステップCに進んでから主に用いる「相手と目的地を探すムーブ・スキル」として「ソクラテス式質問」を紹介します。ステップDはやや専門的になりますが、問題の解決に向けて行動あるいは認知のいずれかに方向づけをするスキルを説明します。

　すべてのスキルに練習課題を用意しました。録音や録画をするときには、「練習のためにつかいたいので、対話を録音（録画）してもよろしいですか？」と必ず相手に断りましょう。許可なしに録音・録画するのは厳禁です。プライバシーや盗聴の問題に発展しないように十分配慮をして練習を重ね、スキルを磨いてください。

1 対話の土台をつくるスキル

　まずは、ケアの対話の土台をつくるスキルです。「**対話の場をつくるスキル**」と、対話全体を俯瞰するための「**対話に『ため』をつくる足踏みスキル**」があります。全部で8種類のスキルを紹介します。

対話の土台をつくるスキル

対話の場をつくるスキル	・最後まで聞く
対話に「ため」をつくる足踏みスキル	・うなずきを変える ・ハ行で返す ・繰り返してもらう ・ひとり言を言う ・話をまとめもらう ・図をつかって外面化する ・フィードバックをもらう

対話の場をつくるスキル

最後まで聞く

　ケアの対話は、**対話の場をつくる**ことから始まります。「私の話をこの人はちゃんと聞いてくれる」と相手が安心できるような場をつくりましょう。まずは、相手の話す

ことをまるごと受けとめましょう。

　まるごと受けとめるとは、相手の話をそのまま信じたり、同意したりするということではありません。相手の話すことがたとえ真実や事実とは違っていても、「相手にとっての主観的な真実」として受け入れるということです。

　そのように相手の言うことをまるごと受け入れて対話の土台をつくるには、**最後まで話を聞く**のが基本です。これで、ケアの対話の土俵に２人揃って乗ることができます。

　最後まで話を聞くことの効用はほかにもあります。

　1章でお話ししたように、私たちは相手の話を最後まで聞いていないことが意外に多いものです。

　相手を説き伏せたいときや相手の話をそもそも聞きたくないときにはなおさらです。口論になって互いに興奮してくると、「次はこう攻めて、ギャフンと言わせてやろう」と頭のなかで策を練ることがもっぱらになって、相手の話をまともに聞くことができなくなります。相手の話をさえぎって割り込むこともしてしまいます。

　あるいは、よく顔を合わせる相手との対話ではつい先読みをすることが多くなって、やはり相手の話を最後まで聞かないことがあるものです。

　こうしたコミュニケーションの癖を多くの人がもっているので、あなたが相手の話をしっかり最後まで聞いたならば、そんな簡単な行為ひとつで、相手に「あなたの話をじっくり聞くつもりで、私はあなたとここにいますよ」というメッセージを伝えることができます。

　では、どのようにして最後まで聞いていることを相手に示すことができるでしょうか。

　最もシンプルな方法は、相手が話し終わるのを意識的に待ち、**最後の「。」（マル）まで聞く**ことです。ところが、

3　スキルを身につけよう

当たり前のようでいながら、いざやってみようとすると案外難しいことがわかります。つまり、練習を積む必要があるということです。

「。」まで聞くことに加えて、自分が話したいときに、「お話ししてもよろしいですか？」とひと言相手に許可をもらうようにするとよいでしょう。少し面倒に感じるかもしれませんが、相手からすれば非常にていねいに扱われている気持ちになれます。また、そうしたていねいな対話が日常的になってくると、相手も自分の話が終わったところで意識的にポーズのサインを出してくれるようになります。

これで、ケアの対話の土台がつくれます。

最後まで聞く練習課題

練習1 | 1人で

相手の話の句読点を意識しながら聞く練習です。

誰かと対話しながら、相手の話の切りのよいところで「、」を、話の終わりに「。」をつけて、頭のなかで「テン」「マル」と言うようにします。また、相手が話し終わるのを確認してから話し出すようにします。

練習中の自分の変化と相手の反応の変化に注意してみましょう。

練習2 | 1人で

相手が話していることをそのまま受け入れる練習です。

誰かと対話しているときに、次頁の例のように、相手の話を文節ごとに頭のなかでそのまま繰り返します。

> 相手：きのう、
> 自分：(きのう、)
> 相手：タクシーを拾ったんだけど、
> 自分：(タクシーをひろったんだけど、)
> 相手：乗ってから財布がないことに気づいてさ、
> 自分：(のってからサイフがないことにきづいてさ、)
> 相手：すごく慌てたんだよ。
> 自分：(すごくあわてたんだよ。)

　返答するときには、相手のことばを文節ごとに頭のなかで最後まで繰り返してからにします。

　自分や相手の変化に注目してみましょう。

練習3 | 2人で　録音機材

　2人でテーマを決め、2分間の対話を録音します。好きな食べもの、好きな俳優など話しやすいテーマを選ぶとよいでしょう。

　録音した対話を聞いて、相手の話を最後まで聞いているかをお互いにチェックします。

　次に、別のテーマで、今度は相手の話を最後まで聞くことを意識しながら2分間対話をし、同じように録音します。

　録音した2つの対話を聞き比べて、感じたことや気づいたことを分かち合いましょう。

練習4 | 2人で　録音機材

　カウンセラー役と相談者役を決めます。

　相談者役は相談する事柄を決めましょう。実際の事柄でも架空の事柄でもか

まいません。

　お互いに役になりきって2分間対話をし、それを録音します。

　カウンセラー役は、相手の話の終わりの「。」まで聞くことを意識してください。また、自分が発言するときには「お話ししてもよろしいですか？」とたずね、許可をもらってから話すようにします。

　2分間の対話の録音を聞いて、お互いに気づいたことなどを分かち合いましょう。

　次に、役割を交代して同じことをやってみましょう。

Column

録音や録画で自分を客観的に眺めてみよう

　ケアの対話スキルを身につけるときに重要なのは、自分を客観的に眺める目です。

　スポーツの世界では、自分のパフォーマンスを録画し、撮影したものをコーチと一緒に客観的な目で見て修正をすることが多くなりました。文字どおり、自分の姿をありのままに観察するのです。

　録音や録画は、ケアの対話のスキルアップにも大変役に立ちます。最近では携帯電話などの電子機器で簡単に録音や録画ができますから、対話する自分を録画したり録音したりして、それを見聞きし直して自分を客観的に眺めてみましょう。ただし、相手に断りなく録音や録画をすることは厳禁です。

対話に「ため」をつくる足踏みスキル

　対話しながら対話全体を俯瞰したり、自分が考える時間を設けることは、ケアの対話の土台として重要です。そのためのスキルが「**対話に『ため』をつくる足踏みスキル**」です。
　このスキルは、野球でいえば監督のような役割をするもう一人の自分を活躍させるために用います。
「おっと、こちらの話し過ぎ！」
「簡単に答えを与えようとしてないかな？」
「もっと相手に考えてもらったほうがいいな」
「そろそろ次のステップに移ってもよさそうだ」

対話に「ため」をつくる方法

方法	内容	例
うなずきを変える	うなずく長さや回数を意識的に変える	意識的にうなずく 「なるほど」「へえ」などのことばを挿入するのもよい
ハ行で返す	「はーん」「ひえー」「ふーん」「へえー」「ほおー」など「ハ行」で答える	「はあー、なるほど、そういうことですね」
繰り返してもらう	同じ話を繰り返してもらったり、他のことばで言い直してもらう	「もう一度、〜について具体的にお話しください ますか？」
ひとり言を言う	相手に聞こえるようにひとり言をつぶやく	「なるほど……、○○が問題ということか……、なかなか難しいなあ……」
まとめてもらう	話をまとめてもらう	「いままでのお話を簡単にまとめていただくと、どうなりますか？」
図をつかって外面化する	問題を外面化して、全体を眺められるようにする	「問題を絵（図）にするとこんな感じでしょうか？」
フィードバックをもらう	相手の理解度や疑問点、気持ちなどをことばにして返してもらう	「いまの私の言い換え方でしっくりきますでしょうか？」

「もう少し支持してから次へ移るほうがよいかも」
と、対話全体を俯瞰しながら次の一手を考えていくには、対話のなかに「**ため**」をつくる必要があります。

対話のリズムを保ちながら、不自然な印象を与えない程度の「ため」や「間」をつくる練習をしましょう。対話のなかに**足踏みの時間**を設けるわけです。

これができるようになれば、対話しながら考える余裕が生まれます。相手にとっても、こちらからの質問やことばを受けとめ、それについて自分で気づいたり考えたりする時間になります。

対話に「ため」をつくる足踏みスキルの代表的なものを紹介しましょう。

①うなずきを変える

うなずきは習慣的に無意識のうちに行っているものですが、そのうなずきを意識的に長くしたり、回数を増やしたりすることで、対話のなかにためをつくることができます。自分ではちょっとおおげさに思うくらい大きくうなずいても、相手にはそれほど違和感はないものです。

むしろ、研究報告によれば、うなずきは「自分のことをわかってもらった」と相手に感じさせる最も強力な方法とされています。大きくうなずくだけで、相手に安心感を与えることができます。相手に何と答えたらよいかわからず、ことばに詰まるようなときこそ、黙ってよくうなずくとよいでしょう。下手な応答をするよりも、時にかなったうなずきのほうが有効なことがあります。

ちなみに英語では「傲慢で頑固」のことを「**stiff-necked**（うなじの硬い者）」と表現しますが、あまりうなずかない

人は頑固者に映るのでしょう。少し前傾姿勢でよくうなずきながら対話をすれば、相手は安心して心を開いてくれます。

　うなずく箇所やうなずき方によって、こちらが相手の話のどこに関心を向けているのかを暗に伝えることもできます。話題にしたい箇所だけにうなずくようにすれば、話題を間接的に選択できます。

① うなずきを変える練習課題

練習5 ｜ 1人で　録画機材

　話をしているときの自分のジェスチャーやしぐさ、うなずきを録画して、無意識のうちにやっている自分の話し方の癖をチェックしてみましょう。
　視線はどうですか？　ちらちらとほかの人に目を向けたりしていませんか？
　口に手を当てたり、手を叩いたり、手でやっているそのほかのジェスチャーがありますか？　早口で話していませんか？

練習6 ｜ 1人で

　誰かと対話しているときに、意識的にうなずきを変化させてみましょう。
　まず、うなずく回数をいつもより増やしてみましょう。
　次に、ゆっくりと長くうなずくようにしてみましょう。
　最後に、うなずく箇所を決めて、うなずくようにしてみましょう。たとえば、相手の行動の話にだけうなずく、あるいは、相手が自分の考えを話しているときだけうなずきます。
　うなずきを変化させることで、相手にどのような変化が現れるかに注目してみましょう。意識的にうなずき方を変えてみて、あなたにはどんな変化がありましたか。

3　スキルを身につけよう

練習7 　2人で　録画機材

　カウンセラー役と相談者役を決めて、3分間の模擬カウンセリングを録画します。相談者役は相談する事柄を決めましょう。
　カウンセラー役は、3分間なるべくうなずかないようにして模擬カウンセリングをしてみましょう。
　録画を見ながら、うなずきについてお互いに気づいたことを分かち合いましょう。
　振り返りが終わったら、役割を交代して同じことをやってみましょう。

練習8 　2人で　録画機材

　カウンセラー役と相談者役を決め、3分間の模擬カウンセリングをして、その様子を録画します。
　カウンセラー役は、うなずきを意識して自分が重要だと思う箇所にだけ大きくうなずくようにしましょう。
　録画を見ながら、うなずきについてお互いに気づいたことを分かち合いましょう。
　【練習7】のうなずかないカウンセリングと、意識的にうなずくカウンセリングでは、どんな違いを感じたかを振り返りましょう。

②ハ行で返す──ハ行の返答で相手に理解を示す

　対話をするときに合いの手のように入れていく「はーん」「はあー、そうですか」「ひえー」「ふーん」「へえー」「ほおー」といった「ハ行」の感嘆詞をつかうスキルを、「ハ行返し」と呼ぶことにしましょう。
　前述のうなずきと同じ役割をしますが、うなずくだけよりも、「ひえー」と言ったほうが大きな反応になって、こちら側の気持ちや感情的な動きを強調して込めることが

できます。

　うなずきと組み合わせて、相手の話のなかでこちらが重要だと思うところだけにハ行返しをつかえば、その部分に焦点を当てることができます。

　また、どう返答してよいかわからないときや、相手がこちらの返答にどう反応してくるのか少し様子をみたいときにも便利につかえる返し技です。

　たとえば、相談者が「みんなで私を陥れようとしているんです」と言ったときに、「そんなことはないでしょう」と返すよりは、「ふーん」とか「ほおー」と返事をしたほうが、相手の次の出方を探ることができます。また、この状況で何を言うべきかを考える時間を稼ぐことができます。

　ハ行返しに、「なるほど」「そうですか」「そうなんですか」をつなげたり、共感を示す三種の神器ともいえる「つらいですね」「大変ですね」「心配ですね」を加えたりすると、「はあー、そうなんですか。つらいですね」となって、みごとな共感文が完成します。

②ハ行で返す練習課題

練習9 ｜ 1人で　録音機材

　ふだんの対話のなかでハ行返しの練習をして、それを録音しましょう。

　少しおおげさにハ行で返すとどうなるでしょうか。さらに、「なるほど」「なるほどね」「そうなんだ」「そうなんですか」などをつけ加えるとどうなるかについても試してみましょう。

　録音した対話を聞いて、相手の反応や自分の反応、自分の感覚などにどんな変化があったかを振り返りましょう。

3 スキルを身につけよう

練習 10 | 2人で　録音機材

2人でテーマを決めて、3分間の対話を録音しましょう。好きな映画や好きな音楽など話しやすいテーマを選ぶとよいでしょう。

初めの1分は、ハ行返しを一切せずに対話してみましょう。

1分を過ぎたら、ハ行返しを意識的に入れながら対話してみましょう。

録音した対話を聞いて、お互いに気づいたことや対話がどう変化したかなどを分かち合いましょう。

③繰り返してもらう

　繰り返してもらう方法は、対話のなかの同じ場所で足踏みをするイメージです。
「聞き取れなかったので、もう一度お願いします」
と言うこともできますが、静かな場所で話しているときにはつかえませんから、
「先ほどの、○○の部分をもう少し詳しくお願いします」
「恐れ入りますが、私がわかるように角度を変えてもう一度ご説明くださいますか?」
と言うとよいでしょう。

　繰り返しをお願いすると、相手は「さっきの自分の話し方ではうまく伝えることができなかったのかもしれない」と思うので、より詳しく話し直してくれます。聞く側のこちらからすれば、すでに同じ内容を聞いているわけですから、2度目の話にそれほど集中して耳を傾けなくても済みます。つまり、その分だけ対話のなかに自分が考える時間が取れるわけです。

　一方、相手にとってもこれまでと違う角度から話を整

理し直してみることになり、相手に考える時間を与えることができます。

③繰り返してもらう練習課題

練習11 | 1人で　録音機材

ふだんの対話を録音してみましょう。
相手にもう一度言い直してもらったり、繰り返してもらったりすることがどれくらいあるかを確認してみましょう。

練習12 | 2人で　録音機材

カウンセラー役と相談者役を決めて、2分間の模擬カウンセリングを録音します。
相談者役は相談する事柄を決めましょう。相談者役は役になりきって相談しましょう。
カウンセラー役は、相手の言ったことでわかりにくかった点や、もっと詳しく知りたいことなどに対して、言い直してもらったり繰り返してもらったりしてみましょう。たとえば、以下のような言い方ができます。
「○○という点は面白いですね。もう少し、そのことについてご説明いただけますか？」
「○○について、少し違う角度から説明していただくとすると、どうなりますか？」
「○○は興味深いですね。私には少しわかりづらいので、私がわかるように説明していただけませんか？」
録音した模擬カウンセリングを聞いて、気づいたことを分かち合いましょう。
振り返りが終わったら、役割を交代して同じことをやってみましょう。

④ひとり言を言う

相手が言ったことを、相手に聞こえるような**ひとり言**にして繰り返します。この方法は頻繁につかえませんが、たまにつかうと非常に効果的です。

相手に聞こえるように言うのがポイントです。そうすることで、こちらがいま考えている最中であることが相手に伝わるので、このひとり言の足踏みを妨げられることがありません。もし、無言でひとり言をやってしまうと、相手にはこちらが沈黙していることしかわからないので、相手は対話のなかの沈黙に耐えられなくなってしまいます。

「なるほど……、○○が問題だということなのか……、たしかに難しい部分が多いのはわかるし……、うーん……」
などと声に出してひとり言を言います。少し演技力がないと照れてしまいそうですが、真剣な対話のなかで自然に行えば、相手はひとり言を聞きながら、「自分のことを聞いてもらっている」「自分のために考えてくれている」と感じるものです。

また、相手は自分の言ったことがどんな意味として受け取られているのかを想像したり振り返ったりすることもできます。

こちらの考えを少し混ぜてひとり言にすれば、間接的にこちらの言いたいことを相手に伝えることもできます。

④ひとり言を言う練習課題

練習13 | 1人で　録音機材

　ふだんの対話のなかでひとり言を相手に聞こえるように言う練習をして、それを録音しましょう。

　相手の反応や変化にも注目しましょう。

練習14 | 2人で　録音機材

　カウンセラー役と相談者役を決めて、2分間の模擬カウンセリングを録音します。

　相談者役は相談する事柄を決めましょう。相談者役は役になりきって相談しましょう。

　カウンセラー役は、相手の言ったことでわかりにくかった点や、もっと詳しく知りたいことについて、相手に聞こえるようにひとり言を言ってみます。ひとり言を言うときは、「自分はいま考えています」ということを相手に示す意味で、相手との視線は外したほうがよいでしょう。たとえば、以下のように言うことができます。

「〇〇さんの言う〇〇という点は面白いなあ。つまり、〇〇ということかあ」
「〇〇さんは〇〇について〇〇と言っているということは……、つまり、どうなるかといえば……」

　録音した模擬カウンセリングを聞いて、気づいたことを分かち合いましょう。

　振り返りが終わったら、役割を交代して同じことをやってみましょう。

⑤話をまとめてもらう

　相手に話をまとめてもらったり、感想をもらったりする方法で対話のなかにためをつくることができます。

「ここまでのお話をまとめるとどうなりますか？」
「ここまでのところを確認したいのですが、お話ししてくださったことをひと言ふた言でまとめるとすると、どうなりますか？」
とたずねます。

　すでに聞いた話のまとめを聞くわけですから、そこに新たな情報が入ることはあまりありません。まとめを聞きながら、次の手を考える余裕ができるわけです。

　また、相手にとっては自分の話のどこにポイントを絞って説明し直すべきかを考えることになり、自分の話したことを振り返る機会になります。

　まとめで話すこととこれまで話したことが食い違っていれば、相手は自分でそれに気づくこともできます。

⑤話をまとめてもらう練習課題

練習 15 ｜ 2人で　　録音機材

　カウンセラー役と相談者役を決めて、2分間の模擬カウンセリングを録音します。
　相談者役は相談する事柄を決めましょう。相談者役は役になりきって相談してみましょう。
　カウンセラー役は、まとまりがよいと思うところで、相手にいままでのところをまとめてもらいます。たとえば、以下のように言うことができます。
「いまお話しいただいたことをひと言ふた言でまとめるとすると、どんな感じになるでしょうか？」
「いまお話しくださったところは重要な点かもしれませんね。まとめていただくと、どうなりますか？」
　録音した模擬カウンセリングを聞いて、気づいたことを分かち合いましょう。
　振り返りが終わったら、役割を交代して同じことをやってみましょう。

⑥図をつかって外面化する

図式化などで目にみえるかたちにすることを「**外面化**」といいます。

問題を抱えて相談にくる人のほとんどは、内面に自分では何ともしようがないもやもやしたものを抱え、暗闇のなかで正体のはっきりしない何かと戦っています。そして、本人はその何かを恐ろしい巨大なものに感じているものです。

紙やホワイトボードなどをつかって相手が抱える問題を図式化して目に見えるようにすることで、こちらの考える時間を稼げるだけでなく、相手は自分の思考の悪循環に気づきやすくなり、より深い話が出てくるきっかけにもなります。

相手と一緒に外面化の作業をすれば、問題焦点型の解決モードに移りやすくなり、連帯感も生まれ、一緒に問題に取り組もうとする気持ちを引き出せます。

図や絵だけでなく、文章にしてみるのも手です。相手と共有するノートなどを用意し、毎回の対話を簡単な文として一緒にまとめ、書きためていく方法があります。相手と面談するたびに書き足していけば対話履歴がつくれます。このような方法を「ジャーナルをつくる」とか「ログをつける」と表現することもあります。

図式化のスキルを身につけるには、どのように図に表わすのがよいかを仲間と何度もやりとりしてみるとよいでしょう。

⑥図をつかって外面化する練習課題

練習 16 │ 2人で　紙　筆記具　録画機材

　カウンセラー役と相談者役を決めて、5分間の模擬カウンセリングをやってみましょう。できれば録画するとよいでしょう。

　相談者役は相談する事柄を決めましょう。相談者役は役になりきって相談しましょう。

　カウンセラー役は、対話をしながら、まとまりがよいと思うところで、用意した紙（スケッチブックなど）と筆記具（マーカーなど）をつかって、相手に起こっている事柄を図式化したり、相手が話したことの重要な点を箇条書きにしたりしてみましょう。

　図やリストを描きながら、「こんな感じかと思いますが、いかがでしょうか？」と相手にたずね、相手からフィードバックをもらうようにしましょう。

　また、描いているところを相手からも見えるようにスケッチブックを配置することも重要なポイントです。そうでなければ、カウンセラー自身が自分のためにまとめていることになってしまいます。

　録画した模擬カウンセリングを見て、気づいたことを分かち合いましょう。カウンセラー役の説明や図式化が有効であったかどうかも確かめましょう。

　振り返りが終わったら、役割を交代して同じことをやってみましょう。

⑦フィードバックをもらう

　フィードバックをもらう方法は、話をまとめてもらう方法に似ていますが、話をまとめてもらうのが相手の考える時間を対話のなかにつくるのが主目的であるのに対して、フィードバックをもらうのは多様な目的につかえます。

　相手が話についてきているか、理解度はどうかを確かめることもできれば、こちら側の理解度に対して相手か

らコメントをもらうことで対話の方向を修正することにもつかえます。

「どうでしょう、いま私が言ったことはピンときますか？」
「私のこの説明でしっくりきますか？」

とたずねれば、相手はその質問に答えようとして深く考え始めるので、対話のなかにためをつくることもできます。

ただし、相手から「ピンとこない」と返答されれば、お鉢はこちらに回って説明し直さなければなりませんから、ためをつくるのが目的の場合は、フィードバックをもらう箇所を心得ている必要があります。

⑦フィードバックをもらう練習課題

練習17 | 2人で　録音機材

カウンセラー役と相談者役を決めて、2分間の模擬カウンセリングを録音しましょう。

相談者役は相談する事柄を決めましょう。相談者役は役になりきって相談しましょう。

カウンセラー役は、対話をしながら相手に確認をしたいところや重要だと思うところで、フィードバックをもらうようにしましょう。

録音した模擬カウンセリングを聞いて、気づいたことを分かち合いましょう。

振り返りが終わったら、役割を交代して同じことをやってみましょう。

2 | 関係をONにするステイ・スキル

　ケアの対話の土台がつくれたら、相手を支持し関係をONにしていくステップBに移ります。ステップBで主につかうスキルを、そばにいるという意味で**関係をONにするステイ・スキル**と呼ぶことにしましょう。

　苦しいときや厳しい状況にあるときに誰かがそばにいてくれることは、それだけで安心感があります。たとえば、あなたが友人と話しながら歩いているときに、あなたがとてもつらい体験を話し始めたとたん、友人が思わず足を止め、あなたの目を見つめて真剣に話を聞こうという姿勢をみせてくれたら、その行動にきっとあなたは感謝することでしょう。

　まさにステイ・スキルは、問題を抱える相手のそばに立ち止まって寄り添い、相手に安心感をもってもらうた

関係をONにするステイ・スキル

①共感	主に状況に合う感情を返す（考えの場合もある）
②アクセント返し	気になる単語を返して強調する
③オウム返し	文をそのまま返して強調する
④つまり返し（言い換え）	「つまり」で言い換える
⑤まとめ返し	相手の話の要点を整理する

めのスキルです。

基本となるスキルは「**共感**」です。共感で相手との関係をONにした状態で相手が抱える問題を探っていく4つの返し技を適宜つかいます。

関係をONにするステイ・スキル

①共感——状況に合う感情を返す

共感とは、相手の気持ちを察して、それをことばにして返すわけですから、「気持ち返し」と言い換えることもできるでしょう。共感は、相手を支持する最も強力な方法です。

自分が相手と同じ立場だったら何を感じるか、どんな感情を抱くか、どんなふうに考えるかを想像して、それをことばにして返します。共感を用いる手順は、まず相手が話した事実や出来事を述べ、それに続けて、相手が感じていると思われる気持ちを表現します。「〜（状況）だと、〜（感情）ですね」という公式です。

たとえば、突然リストラを経験したという相手の話を聞いて、
「突然ですか、それはショックですね」
「リストラですか、それは不安になりますね」
「突然の解雇ですか、たしかに頭にきますね」
という具合に返します。

相手の考えていることをことばにして返す場合でも、公式に沿って、
「〜（状況）だと、嫌だと思いますね」

「~(状況)だと、どうなってしまうのかと考えてしまいますね」

というようにつかいます。

　感情は複雑で無数の種類があるように思いますが、1章でお話ししたように、基本的な感情は「喜怒哀楽」の「うれしい(喜び)」「怒り」「悲しい」「楽しい」とその裏側にある「不安」や「恐れ」です。これらを**主感情**と呼びます。主感情が混ざり合って、「罪悪感」や「恥ずかしい」「空しい」などの多様な感情、**二次感情**がつくられています。

　主感情は数が少ないので、相手の主感情をことばにして返せば、ほぼ間違いなく共感を示すことができます。一方、考え方については十人十色で多様です。共感スキルを用いるときには、まず主感情を表現することからス

感情とその表現

感情	感情の意味	表現の例
怒り	・自分の領域が侵されると感じて押し返す ・思いどおりにいかないので何とかしたい	頭にくる、腹が立つ、キレる、イラつく、イライラする、カッとする、腹わたが煮えくり返る、ムッとする
不安	・コントロールができないことがある ・何か悪いことが起こりそう ・何か未知なことが起こりそう	心配する、ドキドキする、心臓が高鳴る、怖い、頭のなかが真っ白になる、ハラハラする、手に汗を握る、冷や汗をかく、二の足を踏む
悲しみ	・大切な何かを失った ・大切な誰かを失った ・夢や希望を失った ・心が傷ついた	切ない、心が張り裂けそう、涙が出る、心にぽっかり穴が開く、胸がしめつけられる、ブルーな気持ちになる
寂しい	・自分が所属する場所がない ・自分のことをわかってくれる人がいない ・誰も一緒にいてくれない	孤独、ひとりぼっち、心が通わない、心細い、誰もいない、つながれない、愛されない、わかってもらえない
空しい	・やっていることの意味がない ・自分が選び取っていないことをやらされている	空虚、無益、意味がない、やる気がしない、ムダ、内容がない、甲斐がない、はかない、仕方がない、空っぽな気分
恥ずかしい	・他人に見られている ・自分の弱いところを知られている ・無防備な姿を見せる	穴があったら入りたい、面目ない、体裁がわるい、照れくさい、決まりがわるい、他人の目が気になる、もじもじする

タートして、対話のなかで相手の考えが徐々に明らかになってきたら、相手の考えていることをことばに返すのが基本です。

また、**言い切り文**または**断定文**で表現するのが重要なポイントです。たとえば、

「お父様を亡くされたのですね。悲しいですね」
「大事な車を盗まれたのですね。それは頭にきますね」

と表現します。語尾に「ね」をつけて当たりを柔らかくしていますが、断定文であることに違いありません。

前頁の表「感情とその表現」を参考にしながら、相手の置かれた状況から感情に当たりをつける練習をしてみましょう。

共感練習課題

練習 18 | 1人で　ノート　筆記具

感情を表す語彙を増やす練習です。

ノートの1ページに1つの感情を割り当てます。ページの上部に、感情を記入します。主感情である「怒り」「悲しい」「不安」「さびしい」「怖い」「恥ずかしい」「空しい」のページは必ず用意してください。

各ページに、その感情を表す表現を思いつくだけ書き出します。できれば、その表現を用いた文例も書いておくとさらによいでしょう。

(例)「怒り」のページ

・頭にくる…………昨日、電車で足を踏まれて頭にきた。
・腹が立つ…………あんな態度を取られると腹が立つ。

余裕があれば、子ども用、若者用、老年者用、男性用、女性用などの表現を書き分けてみましょう。

ノートに書けただけの感情ことばをもっていることになります。相手の性別や年齢に合わせて、相手の感情を多彩な語彙のストックのなかからを引き出せるよ

うにできれば言うことなしです。ふだん接することの多い年齢群や性別に応じた語彙をもっておくとよいでしょう。

練習 19 | 1人で　録音機材

ふだんの対話を録音して、感情を表すことばをどれだけどんなふうにつかっているかをチェックしましょう。

何か気づくことはありますか。気づいたことはノートなどに書き留めておきましょう。

練習 20 | 1人で　感情エクササイズ①

感情エクササイズ①をつかって、主感情に気づく練習です。

話し手の感情に当てはまるものを○で囲みましょう。

制限時間は1題につき5秒以内です。できるだけスピードを上げて取り組みましょう。

▶感情エクササイズ①（p.158）

練習 21 | 2人で　感情エクササイズ②

感情エクササイズ②をつかって、より実際のケアの対話に近づけた練習をします。

カウンセラー役と相談者役を決めます。

相談者役は**感情エクササイズ②**の前半の8番までを役になりきって読みます。

カウンセラー役はそれを聞いて、相談者が何を感じているかを、共感の公式「〜（状況）だとしたら、〜（感情）ですね」に当てはめて返します。同時に、相談者の感情を**感情エクササイズ②**の空欄に記入します。カウンセラー役は3秒以内に返答するようにしましょう。

相談者役は、カウンセラー役の共感的返答が当たっているときには「そうなんです」と答えます。当たっていないときは、違っていることを伝えます。違って

いる場合は、カウンセラー役は相談者からの「そうなんです」が返ってくるまで何度も挑戦しましょう。
　８番まで終わったら、しばらく分かち合いの時間をもちましょう。
　次に役割を交代して、９番以下を同じようにやってみましょう。

▶感情エクササイズ②（p.159）

②アクセント返し──単語を強調して返す

　相手の話の気になる箇所に印をつけるように、その単語を繰り返す技を「**アクセント返し**」と呼ぶことにしましょう。

　たとえば、「最近、いつもこうで嫌になりますよ」という相手の発言に対して、「**いつも！**」「**いつもですか**」「**いつもなんですね**」というように気になる単語を取り上げてそこにアクセントをつけて返します。

　アクセントをつけた単語がいくつか集まると、やがてそこに相手の考え方や行動の特性が浮き彫りになってきます。また、こちらが意識的にアクセントを打って返すと、相手も徐々に自分の抱えている問題がみえてくるようになります。

　どの単語にアクセントをつけるかがポイントになります。まずは相手が意識的に、あるいは無意識のうちによくつかっている単語や言い回しに注目してみましょう。その単語の背景に相手の考え方や行動のパターンがみえてきたり、その単語がその人独自の考え方や行動を引き出したりしていることがあります。

　アクセントをつける箇所によって、話題を操作することもできます。

③ スキルを身につけよう

　　　　　　下の２つの例をみてください。相手の発言にそれぞれ異なる観点からアクセントをつけてみました。

【ネガティブな単語にアクセントをつけた場合】

> 私は **ダメな人間** です。これまで努力してきたのに、ちっとも **うまくいかない** のです。もうやっても **ムダ** だと思います。こうやって相談をしていても、あまり **希望がもてない** という感じです。

【ポジティブな単語にアクセントをつけた場合】

> 私はダメな人間です。これまで **努力してきた** のに、ちっともうまくいかないのです。もうやってもムダだと思います。こうやって相談をしていても、あまり **希望** がもてないという感じです。

　　　　相談者のどのことばにアクセントをつけるかで、問題のみえ方も援助の方向性も違ってきます。アクセントのつけ方ひとつで、ケアする側が話題にしたい部分を強調できます。

　　　ケアの対話でよく遭遇するのは、相手がもやもやとした悩みや問題を山のように抱えて、それをとりとめなく話すので、いったいどこから手をつければよいか迷ってしまうというような場面です。ケアの現場では時間も限られています。たとえば30分間で扱える話題はせいぜい１つか２つです。ということは、話題を絞らざるをえません。そんなときに、話題として取り上げたいことにアクセントをつけて返してから、

関係をONにするステイ・スキル─147

「では、今回は、この○○（アクセントをつけた事柄）についてお話ししたいと思いますが、いかがでしょうか」

と切り出すとよいでしょう。これで、話題の設定が楽にできます。

たとえば、以下のようにアクセントをつけて対話を進めることができます。

相手　：どうしてよいかわからず途方に暮れています。もう **逃げ道がない** という感じです。
援助者：逃げ道なしですか。
相手　：そうなんです。これまでいろいろと挑戦したけれどダメでした。
援助者：そうですか。それはつらいですね。今日はその逃げ道についてお話をうかがいたいのですが、よろしいですか？

相手をまず支持したい場合には、相手の感情や考えにアクセントをつけます。具体的に目標に向かって相手を動かす段階になったところで、相手の行動にアクセントをつけていくとよいでしょう。

アクセント返し練習課題

練習 22 ｜ 1人で

できれば患者さんや相談者との対話のなかで意識的にアクセントをつける練習をしてみましょう。うなずきやハ行返しと組み合わせてアクセント返しをつかってみるのもよいでしょう。

まず、アクセントのつけ方で、相手の反応がどのように変わるかに注意しましょう。

次に、相手の感情が表れていることばにアクセントを打ち、相手の反応がどのように変化するかに注意しましょう。

　さらに、相手の行動を表すことばにアクセントを打ち、同じく相手の反応がどうなるかについて注意してみましょう。最後に、考え方にアクセントを打ってみるのもおすすめです。

練習 23 | 1人で

　対話のなかで、話し始めてすぐに話題の設定をしてみましょう。

　まず、相手の話を聞いて、重要だと思う箇所にアクセント返しをしてみましょう。

　さらに、こちらから話題設定を試みましょう。そのとき相手がどんな反応をするかに注意してみましょう。

　話題設定がうまくいかなかった場合には、なぜうまくいかないのかを、話題設定ができた場合には、なぜうまくいったのかを考えてみましょう。

練習 24 | 1人で　アクセント返しエクササイズ

　アクセント返しエクササイズをつかって、相手の発言のなかに気になることばをみつけていく練習です。

　左欄の相手の発言のなかで気になることばを☐で囲みましょう。そのことばを空欄にすべて書き出してみましょう。

▶アクセント返しエクササイズ（p.160）

練習 25 | 2人で　録音機材

　2人でテーマを決めて、3分間の対話を録音します。好きな映画や好きな音楽など、話しやすいテーマを選ぶとよいでしょう。

　初めの1分は、アクセント返しを意識せずに話してみましょう。

　1分を過ぎたあたりから、お互いにアクセント返しを意識しながら話しましょう。

録音した対話を聞き、以下について分かち合いましょう。
①相手の話のなかの何を念頭に置いてアクセント返しをしていたか。
　（「行動に着目した」「感情に着目した」など）
②アクセント返しを意識的にしたときと、しないときとで、どんな違いがあったか。
③相手がアクセント返しをしたとき、どんな感じがしたか。

③オウム返し──文をそのまま返して強調する

相手の話す文をそのまま繰り返す技を、「**オウム返し**」と呼んでみます。アクセント返しが単語を抽出して強調するのに対して、オウム返しは文をまるごと繰り返します。

たとえば、相手の話のなかで「どうせ頑張っても無理だと思うんですよ」という一文が気になったなら、
「**頑張っても無理だと思うのですね**」
と返します。

このとき、相手の話したままをそっくりコピーして返すと、相手は違和感や不快感を抱くことがあるので、文の一部を少し変えてみましょう。
「**頑張っても無意味だと思うのですね**」
「**頑張っても報われないと思うのですね**」
など、少し表現を変えることで違和感は随分軽減します。

また、文の一部分を変えるだけで、こちら側の解釈を忍び込ませることもできます。相手から「そうなんです」のことばが返ってくることを意識しながら、少しアレンジするのが基本的なつかい方です。

オウム返しも話題の設定につかえます。アクセント返しと同様に、相手の話のなかで取り上げたい部分を文ご

と繰り返してから、
「それでは、いまお話しくださったことを今日は考えていきましょうか」
という具合に用います。たとえば、以下のようにオウム返しができます。

> 相手　：なぜ私ばかりがこんなつらい目に遭うのか。本当に嫌になります。
> 援助者：自分ばかりにつらいことが起こっているように思えて、嫌になっているのですね。
> 相手　：そうなんです。もうつくづく嫌になっています。
> 援助者：そうですか。それでは、ご自分ばかりひどい目に遭っていると感じておられることについて、今日はお話ししていこうと思いますが、いかがでしょうか。

オウム返し練習課題

練習 26　1人で

できれば患者さんや相談者との対話のなかで意識的にオウム返しをする練習をしてみましょう。

とくに話題設定を意識してみましょう。オウム返しをしたあとに、
「それでは、今日は○○（オウム返しをした事柄）についてお話ししましょうか。いかがですか」
などと切り出してみましょう。相手が同意して、話題がこちらの提案どおりに動き出すかどうかを確かめましょう。

練習 27　1人で

誰かと対話をしているときに変則的なオウム返しに挑戦してみましょう。

オウム返しは相手の言った文をそのまま返す技ですが、「逆オウム返し」を試してみましょう。逆オウム返しは、相手の言ったことを逆に置き換えて返す技です。
　たとえば、「こんなことは初めてでした」と相手が言った場合、
「こんなことはいままでなかったということですね」と、返します。
　「今回の旅は最高に楽しかったです」と相手が言えば、
「これ以上楽しい旅はこれまでになかったということですね」と、返します。
　相手の反応に注意してみましょう。

練習 28 ｜ 2人で　　録音機材

　2人でテーマを決めて、3分間の対話を録音します。好きな映画や好きな音楽など話しやすいテーマを選ぶとよいでしょう。
　お互いに、相手の話のなかの気になったところを、なるべくそのままのかたちでオウム返ししてみましょう。
　録音した対話を聞いて感想を分かち合いましょう。違和感をもった場合には、なぜそう感じたのかについて話し合いましょう。
　次に、新たなテーマを決めて、同じように3分間の対話を録音します。
　お互いに、相手の話のなかの気になったところをオウム返ししてみましょう。今度は、相手の言った文を逆オウム返しなどをつかって部分的に言い変えてみましょう。
　相手の「そうなんです」と「でも」の返答にも注意しましょう。
　録音した対話を聞いて気づいたことを分かち合いましょう。

④つまり返し（言い換え）──相手の話を言い換える

相手の話を「つまり」で言い換えて返す方法を、「つまり返し」と呼ぶことにします。

「つまり」で返すことによって、こちら側が重要だと感じ、その部分をもっと掘り下げたいと思っていることを相手に伝えることができます。

「つまり」と言う以外にも、「**言い換えますと……**」や「**ほかの言い方をすれば……**」と言うこともできます。

「つまり」で言い換えたのに、相手が「そうなんです」と返さずに「でも」とか「そうじゃなくて」と答えたなら、相手の話を言い換えることができていないということです。

つまり返しできることの1つは、相手に**ほかの見方や考え方を提供する**ことです。

たとえば、「どんなに頑張ってもよくならないので、死んでしまいたい」と相手が言った場合、
「つまり、**努力してもよくなる気配がないので死んでしまいたいくらいつらい**ということですね」
「つまり、**頑張ってやってもよい結果が出ないので、がっかりしている**のですね」
「つまり、**やってもやっても報われない**ということですね」
と言い換えることができます。

このように言い換えた場合、「死んでしまいたい」という相手の強いことばを、「死ぬほどつらい」というほかの言い方で表現し直すことで、相手に少し違う角度から自分の置かれた状況をとらえ直すきっかけを与えることができます。「死んでしまいたい」を「死ぬほどつらい」と表現し直せば、本当に死んでしまう危険性を減らすこともできるかもしれません。

つまり返しで話題を設定することもできます。言い換えることで、こちら側の考えも入れやすくなります。
「つまり、○○が重要だと感じているのですね」
「つまり、○○について心配しているのですね」
「つまり、○○が気になっているのですね」
などと言い換えてから、
「それでは、今日は○○についてお話ししていこうと思いますが、いかがですか」
と話題を設定します。

つまり返し練習課題

練習 29 | 1人で

誰かと対話をするときに、意識的につまり返しをつかってみましょう。
つまり返しを頻繁に繰り返すと、相手は違和感をもちます。つまり返しを適度につかえるかどうかに気を配りましょう。
「つまり」「言い換えると」「ほかの言い方をすると」「違う見方をすると」など、いろいろな言い換えを試してみましょう。
言い換えに対して相手がどのように反応するか、自分はどの言い換えがしっくりくるかについても確かめましょう。

練習 30 | 2人で　つまり返しエクササイズ

つまり返しエクササイズをつかって、1人が発言を読み、もう1人は相手の発言をつまり返しで返してみましょう。4番まで終わったら役を交代し、お互いにつまり返しができているかどうかを分かち合いましょう。

▶つまり返しエクササイズ（p.161）

練習 31 | 2人で

　カウンセラー役と相談者役を決めて、3分間の模擬カウンセリングをします。
　相談者役は相談する事柄を決めましょう。相談者役は役になりきって相談しましょう。
　カウンセラー役は、相手の話をつまり返しで返してみましょう。
　相談者役は、カウンセラー役がうまく言い換えられている場合には「そうなんです」と返答し、外れているときには「違います」と返します。「違います」と返された場合は、カウンセラー役は「そうなんです」が返ってくるまで挑戦してください。
　役割を交代して、最後に気づいたことを分かち合う時間をもちましょう。

⑤まとめ返し——相手の話の要点を整理する

　相手の話を大きくまとめて要点を整理して提示する方法を、「**まとめ返し**」と呼ぶことにします。
　「つまり」で言い換えるよりももっと広い範囲で相手の話をとらえます。たとえば、
「いま、お話ししてくださったことをまとめると、3つのポイントがあるようです。1つは……、2つめは……、3つめは……。これでよろしいですか？」
と返します。
　長い話をいくつかのポイントにまとめて、相手の目の前に提示できれば、相手は自分が抱えるもやもやとした問題を体系的に把握する助けになります。
　また、こちら側の意図を織り込んでまとめることで、向かわせたい方向に相手を導いたり、相手の考え方の癖や偏りを浮き彫りにしたりすることにもつかえます。

紙の上に図式化したり箇条書きのリストにしてまとめれば、相手はさらにはっきりと問題をとらえることができます。
　　まとめ返しは、話題の設定にもつかえます。相手の話を要点をあげながらまとめて、

「いま３つのポイントで整理をしてみましたが、今日お話しすることを１つ選ぶとすると、どれでしょうか？」

と、相手に話題を選択してもらうこともできます。また、

「いまの３つのポイントをさらにまとめると、○○ということになりますね」

と、こちら側がポイントを整理して話題設定をスムーズに進めることもできます。

まとめ返し練習課題

練習32　1人で

　誰かと対話しているときに、意識的にまとめ返しをしてみましょう。
　相手から「はい、そうです」「そうなんです」が返ってくるかどうかに注意しましょう。
　「そうなんです」が返ってこないときには、「どうも、うまくまとめられていないようですね。もう一回まとめてみますが、……」と言って、繰り返し挑戦してみましょう。
　あるいは、「いまの私のまとめをお聞きになって、ここの部分は違うと思われるところはどこでしょうか？」
とたずねて、相手が示してくれた修正点を取り入れながら、「では、もう一度まとめ直してみます」
と言って、再度まとめ返しに挑戦しましょう。

3 スキルを身につけよう

練習33 | 1人で 紙 筆記具

まとめ返しと外面化を組み合わせた練習です。

できれば患者さんや相談者との対話のなかで、相手の話をまとめ、それを図やリストにしてみましょう。

相手の話を外面化してまとめたときに相手がどう反応するか、また自分はどう感じたかを振り返りましょう。

感情エクササイズ①

	状　況	感　情
1	先日、息子が事故で亡くなりました。まったく突然のことでした。	悲しい、怒り、寂しい、むなしい うれしい、不安、恥ずかしい、がっかり
2	ずっと信じてきた彼氏（彼女）に裏切られました。まったくその気配もなかったのに。	悲しい、怒り、寂しい、むなしい うれしい、不安、恥ずかしい、がっかり
3	ずっと闘病生活をしていた父を亡くしました。余命2か月と言われてから、1年も生きましたけど。	悲しい、怒り、寂しい、むなしい うれしい、不安、恥ずかしい、がっかり
4	学校でいじめられています。ずっと我慢しているけど、もう限界にきています。	悲しい、怒り、寂しい、むなしい うれしい、不安、恥ずかしい、がっかり
5	引きこもって3年です。働こうとは思うのだけど、なかなかねえ。やっぱり、働ける場所もないし。	悲しい、怒り、寂しい、むなしい うれしい、不安、恥ずかしい、がっかり
6	やっても、やってもいっこうによくならないって感じです。いつまで頑張ればいいのかなあって思うとね。	悲しい、怒り、寂しい、むなしい うれしい、不安、恥ずかしい、がっかり
7	結構勉強したのに、試験に落ちてしまって。周りのみんなに知られるとね。	悲しい、怒り、寂しい、むなしい うれしい、不安、恥ずかしい、がっかり
8	時々、ふと死にたいと思うことがあって。なんか、もう、すべてがいやになったなあって感じです。	悲しい、怒り、寂しい、むなしい うれしい、不安、恥ずかしい、がっかり
9	同僚だった上司に怒られて、みんなの前でいろいろと小言を言われてね。同期入社の仲間だったけどね。	悲しい、怒り、寂しい、むなしい うれしい、不安、恥ずかしい、がっかり
10	カウンセラーに「周りは変わらないから、自分が変わらないとね」と言われました。	悲しい、怒り、寂しい、むなしい うれしい、不安、恥ずかしい、がっかり
11	こちらは悪気はなかったのだけど、それ以来気まずくてね。なるべく、会わないようにしています。	悲しい、怒り、寂しい、むなしい うれしい、不安、恥ずかしい、がっかり
12	一緒に仕事したのに、結局、手柄はすべて持って行かれて。もう二度とあいつとは仕事したくないな。	悲しい、怒り、寂しい、むなしい うれしい、不安、恥ずかしい、がっかり
13	毎日、無言電話がありまして。かなりしつこくて。警察に届けるべきかどうか迷っています。	悲しい、怒り、寂しい、むなしい うれしい、不安、恥ずかしい、がっかり
14	もうかる話だったんですけどね。結局、だまされたってことかな。相手は姿をくらましてしまったし。	悲しい、怒り、寂しい、むなしい うれしい、不安、恥ずかしい、がっかり
15	電車の中で言いがかりをつけられて、みんなの見ている前で怒鳴られて。本当に参りました。	悲しい、怒り、寂しい、むなしい うれしい、不安、恥ずかしい、がっかり
16	立派なこと言っているけど、陰ではひどいことしていて、他人の書いた論文を自分の名前で出したりね。	悲しい、怒り、寂しい、むなしい うれしい、不安、恥ずかしい、がっかり

3 スキルを身につけよう

感情エクササイズ②

	状　況	感　情
1	結構気をつけていたつもりなんだけど、どうしてうまくいかなかったのだろう。理由を知りたいよ。	
2	もう顔も見たくないという感じ。絶対に許せない。あんなやつ地獄に落ちればいいと思います。	
3	どうしても自分を責めてしまうので、苦しいです。頭ではわかっているのですが、どうしても。	
4	結構、頑張ったかいがあったかなと思っています。一時は絶対に無理かなと思っていましたけどね。	
5	結婚して32年になります。毎日のように言葉の暴力を受けていて。我慢するしかないのかな。	
6	会社の健診でひっかかって、精密検査を受けにいったら、がんだと言われてしまって。	
7	毎日まったく眠れなくて。もう2年以上です。夜になると目が冴えて、睡眠剤も効かないみたいで。	
8	気が重いのです。こんな気分がいつまで続くのかなあ。いつか気分はよくなるのでしょうか。	
9	電車に乗ると、息が詰まって、冷や汗をかいて、頭の中が真っ白になり、このままでは死ぬという感じです。	
10	何か左の脇腹あたりにしこりができていて、こりこりした2センチぐらいの大きさのものが気になって。	
11	毎日、夜になると、なぜ自分は一人ぼっちなのだろうと、いてもたってもいられない気持ちになります。	
12	本人はよかれと思っているのだと思うのですが、意味もなく殴られたりして、いつもびくびくしていました。	
13	これまでの苦労はなんだったのか。私だけずっと世話をしてきたのに、「ありがとう」の一言もないし。	
14	こんな人生なら死んだ方がましです。ただ、後に残る家族に迷惑をかけたくないというだけです。	
15	何でもかんでも丸投げで、自分では一切何もしない人で、全部こっちに来ますからね。	
16	薬を飲んでいることをどうしても恋人に話せません。知られたらおしまいになるのではないかと思って。	

アクセント返しエクササイズ

	相手の発言	気になることば
例	この先、生きていてもよいことなんかないですよね。これまでも、一度もよいことはなかったし。生きる意味がないと思うのですよ。	・よいこと ・一度も ・生きる意味
1	いつもこうなんです。よくなろうと頑張ると必ず、横槍が入ってだめになるんです。決まってこうなんです。呪われてるのかなあ。	
2	どうせだめですよ。私は負け犬ですから。努力なんかしても、結局ムダなんですよね。どうあがいても、勝ち組にはなれないってことです。	
3	私より不幸な人はいないと思います。世の中は不平等で、生まれつききれいな人もいますよね。私はいつも損ばかりしています。	
4	会社に行く気がしない。頭ではわかってるんですが、なんか燃えるような気持ちが湧いてこないので、会社に行く意味がないと思うんですよ。	
5	男なんだから、弱音を吐くべきでないんですけどね。弱音を吐くヤツにはなりたくないですよ。強くなくては男とは言えないでしょ。	
6	プレゼン、絶対に失敗したと思うんですよ。結果のアンケートを見たら、100人中2人の回答者がぼろくそに書いてたんで。もう2度とやる気がしないなあ。	
7	カウンセラーはいいですよ、問題もないし。私のような苦労はしないでしょうし。私の人生は苦労の連続で見放されてるってことかな。	
8	私がこうなったのは母親のせいなんです。すべて親のせいです。責任をとってもらわないと割に合わないです。私が生んでくれと頼んだわけでもないし。	

解答例：
1.「いつも」「必ず」「横槍」「呪われてる」
2.「負け犬」「結局ムダ」「努力」
3.「世の中は不平等」「生まれつききれいな人」「いつも損ばかり」
4.「会社に行く気がしない」「頭ではわかっている」「燃えるような気持ちが湧いてこない」
5.「弱音を吐くべきでない」「強くなくては男とはいえない」
6.「失敗した」「100人中2人」「2度とやる気がしない」
7.「カウンセラーはいい」「カウンセラーには問題がない」「見放されている」
8.「こうなった」「母親のせい」「責任をとる」

つまり返しエクササイズ

	相手の発言
例	「また試験に落ちました。これで3度目です。人間失格ですよね。受かっている人もいるのだし、受からないなら生きている意味もないですよね」 →**つまり、**試験に受からなかった自分に価値を感じないということですね。 →**つまり、**一生懸命やってきたのに自分だけ報われていないと感じているのですね。
1	「受賞ですか。こんなこと、たいしたことないですよ。こんなことで喜んでいたらどうしょうもないでしょ。まあ、誰でもできますよ、こんなの」 →**つまり、**
2	「世の中は努力が報われるヤツと報われないヤツがいて、自分は絶対に報われないほうなんでね。絶対にどんでん返しになるので、あきらめてますよ」 →**つまり、**
3	「プレゼン、絶対に失敗したと思うんですよ。結果のアンケートを見たら、100人中2人の回答者がぼろくそに書いてたんで。もう2度とやる気しないなあ」 →**つまり、**
4	「カウンセラーはいいですよ、問題もないし。私のような苦労はしないでしょうし。私の人生は苦労の連続で、見放されてるってことかな」 →**つまり、**
5	「すごいショックです。顔にシミができてきて。恥ずかしいです。町に出られません。みんなの目にさらされて、生きているのも恥ずかしいって感じです」 →**つまり、**
6	「男なんだから、弱音を吐くべきでないってわかってるんですけどね。弱音を吐くヤツにはなりたくないですよ。強くなくては男ではないでしょ」 →**つまり、**
7	「会社に行く気がしない。頭ではわかってるんですが、なんか燃えるような気持ちが湧いてこないので、会社に行く意味がないと思うんですよ」 →**つまり、**
8	「私がこうなったのは、母親のせいなんです。すべて親のせいです。責任をとってもらわないと割に合わないです。私が生んでくれと頼んだわけでもないし」 →**つまり、**

解答例：
1. ・つまり、受賞するのは当たり前で、当然のことだと思っておられるのですね。
   ・つまり、これを一つの節目にもっと上を目指したいと思っておられるということですね。
2. ・つまり、一生懸命に努力しても望む結果を得られないと思うのですね。
   ・つまり、あなたの場合には努力をしてもきまって裏目に出るということなのですね。
3. ・つまり、2人の意見の方が、98人の意見よりも重いと仰っているのですね。
   ・つまり、98点では不十分なプレゼンテーションだと思うわけですね。
4. ・つまり、カウンセラーは助ける側で苦労を知らないので、あなたのことを理解することは難しいと思うのですね。
   ・つまり、あなたの問題は苦労していないカウンセラーには理解できないような深刻な問題だと思うのですね。
5. ・つまり、顔にできたシミを町中のみんなが見ると思うと外に出られないと思うのですね。
   ・つまり、顔にシミができるとみんながそれを見ると思うのですね。
6. ・つまり、弱音を吐く人は、男とは思えないということですね。
   ・つまり、あなたのめざしている理想の男性像は弱音を吐かない人ということなんですね。
7. ・つまり、燃えるような気持ちを失ったので会社に行く意味がなくなったということなんですね。
   ・つまり、会社に行かなければと頭ではわかっていても、燃える気持ちがないので行けないということなのですね。
8. ・つまり、あなたの問題の原因はお母さんにあるのだとおっしゃっているのですね。
   ・つまり、生んでと頼んでもいないのに勝手にお母さんが生んだのがいけないと思うのですね。

3 相手と目的地を探す ムーブ・スキル ——ソクラテス式質問

　ここまで、ケアの対話のスキルとして、対話の土台をつくり、相手を支持して**関係をONにするステイ・スキル**をみてきました。ケアの対話の型でいえば、ステップAとステップBの段階でつかえるスキルです。

　相手を支持するのがケアの根本ですから、ここまででケアの対話スキルの基本は押さえましたが、ケアの最終的なゴールはその人自身が自分の力で問題に向き合っていけるようになることです。そうなると、ケアする側がいつまでもそばで支持してばかりでは、ケアとしては不十分ともいえます。

　ここからは、**ステイ**の段階から相手を動かす**ムーブ**の段階へ進みましょう。ケアの対話の型でいえば、ステップC（Clinical Questioning）とステップD（Direction & Decision）の段階になります。

　ステップCは、解決すべき問題が何であるかを相手と共に見つめ、目的地を一緒に探す段階です。さらにもう少し踏み込んで、その目的地へ向かうルートを行動か認知かに乗せるのがステップDです。相手を問題解決に向けて動かす手段が**質問**であり、なかでも**ソクラテス式質問**を活用します。それらを**相手と目的地を探すムーブ・スキル**と呼ぶことにしましょう。この段階で重要になってくるの

は、**実験的な態度**です。問題解決に取り組むには、相手と一緒に仮説を立てて実行し、その結果が成功であれ失敗であれ、そこから学ぼうとする態度が必要です。もちろん、実験には勇気がいります。だからこそ相手をしっかり支えながら、質問で本人の気づきを促し、一緒に現実的な解決策をみつけていくのです。

ソクラテス式質問の概要

ソクラテス式質問は、2章で説明したとおり、**閉ざされた質問**と**開かれた質問**の中間に位置する質問法です。

相手は質問に答える作業をとおして、もやもやしている問題の正体を見つめ始めたり、自分で整理し始めたりします。この作業が、自分で答えを探し出す作業に通じます。

ソクラテス式質問が効果を発揮するのは、主として次のような場面です。

・より具体的な情報がほしいとき
・話題を設定したり変えたりしたいとき
・本人に新しい考え方や問題解決法などを捻出してもらいたいとき

ソクラテス式質問の基本型

ソクラテス式質問は、ホップ・ステップ・ジャンプの三段跳びの要領でつかいます。まず**質問のターゲット**を絞り（第1段階）、次に相手を**支持**し（第2段階）、そして**質問を繰り出します**（第3段階）。

①まず、質問のターゲットを絞る

相手との対話のなかから焦点を当てたいことばを探し、ターゲットを絞り込みます。目と耳のつけどころが肝心です。

まずはアクセント返しの要領で、気になる箇所に頭のなかで印をつけるように意識します。思考パターンや思考の悪循環を示す**「いつも」「絶対に」**などのことばや、相手が**繰り返しつかうことば、好んでつかうことば、決まり文句**は要チェックです。（P.166 表 参照）

②次に、相手を支持する

質問して動かすということに意識がとらわれてしまうと、矢継ぎ早に質問したり、相手を問いただしたりしそうになります。あるいは、相手の答えを待たずに助言を与えそうになります。こうなってしまうと、せっかくケアの対話のステップ A、B を踏んで良好な関係を築いたにもかかわらず、再び相手との関係が ON から OFF に戻ってしまいます。

ソクラテス式質問を繰り出すときには、相手を支持し、**相手との関係を ON にしてから質問する**ように心がけまし

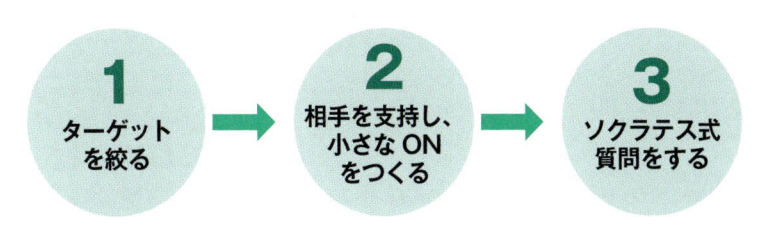

1 ターゲットを絞る → **2** 相手を支持し、小さな ON をつくる → **3** ソクラテス式質問をする

ソクラテス式質問の手順

ょう。つまり、共感のスキルなどを用いて、相手が「そうなんです」を発してからソクラテス式質問をする癖をつけておくとよいでしょう。質問の前に小さな ON をつくって、質問しやすくするわけです。

③いよいよ、質問をする

質問のターゲットを絞り、相手とのあいだに小さな ON をつくって、相手から「そうなんです」が返ってきたら、いよいよ質問をします。

ソクラテス式質問の種類については、このあと詳しく説明します。

質問の合間に、「私の質問の意味がおわかりになりますか？」など、相手からフィードバックを頻繁にもらうよう

ソクラテス式質問のターゲット

ターゲット	ターゲットの内容	ソクラテス式質問の例
相手の訴え	相手が提示した問題を具体的にしたり、何が問題なのかを明らかにする	「その○○について、もう少し私がわかるように説明してくださいませんか？」
感情の背後の考え	相手が感じている感情の背後にある考え方を明らかにする	「大事なものを何か失ったから悲しいのでしょうね。何を失くされたのでしょうか？」
非機能的な考え方の癖	習慣化した考え方、状況に応じて陥りやすい考え方の癖を明らかにする	「"いつもそうだ"とおっしゃいましたが、"いつも"とは 100 回中何回くらいのことでしょうか？」
問題解決法の癖	習慣化した問題解決法、状況に応じて取る行動パターンを明らかにする	「こういう問題がよく起こるようですが、そんなときはどんな解決策をとってきたのでしょうか？」
非機能的な考え方に対する介入	非機能的な考え方に気づくと同時に機能的な考え方にも気づける	「あなたの友人が同じ問題を持っていたとしたら、何と助言してあげますか？」
非機能的な問題解決法に対する介入	非機能的な問題解決法と同時に機能的な問題解決法にも気づける	「解決策を思いつくだけあげていただいて、一番よいものを決めたいのですが、いくつあげられますか？」

に意識していれば、相手は気持ちよく答えてくれるはずです。ソクラテス式質問がうまく繰り出せるようになると、対話も弾んできます。

ソクラテス式質問の8方略

ここからはさらに具体的に、質問したいターゲットに向けてソクラテス式質問でどうアプローチして、何を明らかにできるかを説明します。

最もよくつかうのは、「**数値化**」と「**具体化**」です。

それ以外のソクラテス式質問の視点や角度としては、「**証拠を探す**」「**感情を追う**」「**口癖を拾う**」「**慣用句に着目する**」「**比べる**」「**ほかの考えを引き出す**」があります。

8つの頭文字をつなげて「**す・ぐ・し・か・く・か・く・ほ**（すぐ資格確保）」と語呂合わせで8方略を覚えておくとよいでしょう。

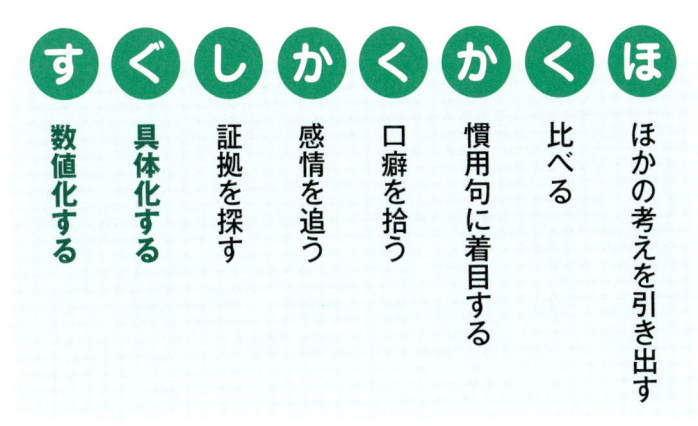

す	ぐ	し	か	く	か	く	ほ
数値化する	具体化する	証拠を探す	感情を追う	口癖を拾う	慣用句に着目する	比べる	ほかの考えを引き出す

ソクラテス式質問の8方略

①「す」：数値化する

　文字どおり、数字で表してもらうように促す質問です。
　数字には、**客観的な数字**と**主観的な数字**の2種類があります。
　客観的な数字は、順位、ランクづけなど客観的に数えられる数字です。
「優先順位の高いものから3つあげてくださいますか？」
「1週間のうち何日実施していますか？」
と質問できます。
　主観的な数字は、体験や感覚などを数字に置き換えたものです。
「いまのうつの気分を数字に直して、一番ひどい状態を10、一番軽い状態を1とすると、いまいくつあたりでしょうか？」
という具合につかいます。主観的な数字ですから本人独自の数字ですが、その人がめざしたい目標を設定するときや気分を測ったりするときに便利につかえます。
　こうしてみるとわかるとおり、数値化できないものはほとんどありません。
　数値化のつかい方の例を、お酒をやめたい患者さんと看護師との対話でみてみましょう。

患者　：お酒を止めなければならないのはわかっているのですけど、なかなかねえ……。
看護師：「酒を止められない」ということばにターゲットを絞る
　　　　そう簡単に止められないのはつらいですね。
患者　：そうなんです。
看護師：小さなONをつくってから数値化の質問

> ところで伊藤さんは1週間のうち何日飲んでおられるのですか？
> 患者：毎日です。
> 看護師：<客観的な数値化> ということは、7分の7ですね。
> 患者：まあ、そういうことですね。
> 看護師：<客観的な数値化> 7分の7を、7分のいくつくらいにしたいと思っておられますか？
> 患者：もちろん、ゼロにしたいと思いますよ。
> 看護師：<小さなONをつくってから主観的な数値化> ゼロですか、それはいいですね。ゼロを目標に頑張りたいですよね。
> ところで、いまの段階で、7をゼロにする自信のほどはどれくらいですか？ 自信満々が10で、自信はまったくなしがゼロだとすると、いくつくらいですか？
> 患者：うーん、厳しい質問ですねえ。まあ、自信は3ぐらいかなあ。
> 看護師：自信の3を8以上にするには、どんな方法が考えられるでしょうか？
> 患者：まあ、初めから1週間すべて禁酒なんてめざさずに、1週間のうちの2日は飲まないというあたりから始めるのが、現実的なんでしょうかねえ。

　質問で、客観的な数値化と主観的な数値化を促すことで、患者さんは自分の目標をみえるかたちにすることができます。また、ケアをする側もみえるかたちで援助することができるようになります。

①数値化する練習課題

練習34 ｜ 1人で

　誰かと対話しているときに、相手の話のなかのあることばにターゲットを絞り、数値化のソクラテス式質問をしてみましょう。
　相手のことばに焦点づけをしたら、相手をまずは支持し、その後に数値化をつかった質問をします。

質問に対して、相手がどのように答えたかに注意してみましょう。
練習で気づいたことは、ノートにリストにしておきましょう。

練習35 | 2人または3人で

練習パートナーをみつけ、質問する役と質問される役を決めます。3人の場合は1人はオブザーバー役になりましょう。

話しやすいテーマを決めて、3分間の対話をします。

質問をする役は、客観的な数値化や主観的な数値化をしてみましょう。

相手の話のどのことばにターゲットを絞っているか、小さなONをつくってから質問しているか、その質問に相手がどのように答えているかに注目しましょう。

終わったら、新たな話題を決めて役割を交代し、気づいたことを分かち合いましょう。

②「ぐ」：具体化する

具体化は曖昧な点や漠然とした内容を具体的にみえるかたちに変える方法です。

たとえば、「元気になりたい」と言う患者さんのことばに対して、「具体的に、何がどうなれば元気になったといえるのか」について質問します。この質問で、「友達と出かけられるようになったら、元気になったといえる」とか「仕事に行けるようになったら、元気な自分だといえそう」というような具体的な答えを引き出します。

さらに数値化の質問を加えて、

「友人と週に何回外に出かけられるようになることを目標としたいですか」

「仕事に週に何日出勤できるようになるとよいでしょうか」

3 スキルを身につけよう

と質問をすることもできるでしょう。

　具体化の質問に答えることをとおして、相手は自分の置かれた状況について再考したり、具体的な解決策をみつける一歩を踏み出せたりすることにつながります。また、こうして、相手が抱えている問題を具体的にみえるかたちにできれば、援助者にとっても「何がどうなれば援助していることになるのか」が明らかになるといえます。

　実際の場面では、以下のような対話ができるでしょう。

患者：なんだかちっとも調子がよくならないというか、改善している実感がなくてつらくて……。

看護師：「調子がよくない」ということばにターゲットを絞る
　　　　調子が出ないようで、嫌になりますね。

患者：そうなんです。

看護師：小さなONをつくってから具体化の質問
　　　　どういうことから「調子がよくない」と思われるのか、具体的に教えていただけますか？

患者：そうですねえ、まず、やる気が出ないというか、疲れやすいというか……。

看護師：小さなONをつくってから具体化の質問
　　　　なるほど、やる気が出なくて疲れやすいというのはガックリしますね。やる気が出ていたときと出ていないいまとでは、どこが違うと思われますか？

患者：睡眠ですね。眠れないんです。

看護師：小さなONをつくってから具体化と数値化の質問
　　　　眠れないのはつらいですね。実際には何時間くらい眠っていると思いますか？　ご自分では何時間の睡眠が必要だとお考えですか？

患者：うーん。眠っている時間は4時間ぐらいだと思います。もしかすると、

相手と目的地を探すムーブ・スキル──ソクラテス式質問── 171

> もっと短いかも。理想的には 8 時間眠れたらいいなと思います。
> 看護師：そうなんですね。それでは、一緒に 8 時間の睡眠をめざして対策を考えていきたいと思うのですが、いかがでしょうか。

②具体化する練習課題

練習 36 | 1人で

誰かと対話しているときに、相手の話のあることばにターゲットを絞り、絞り込んだことばについて具体化のソクラテス式質問をしてみましょう。

「具体的には、何がどうなるとどう変わるのですか？」「何をどうすると、そうだとわかるのですか？」というような質問ができるでしょう。

質問で相手がどのように反応するかに注目してみましょう。

この練習で何か気づいたことはありましたか。気づいたことはノートにリストにしておきましょう。

練習 37 | 2人または3人で

練習パートナーをみつけ、質問する役と質問される役を決めます。3人の場合は、1人はオブザーバー役になりましょう。

話しやすいテーマを決めて、3分間の対話をします。

質問をする役は、具体化をつかった質問をしてみましょう。

相手の話のどのことばにターゲットを当てているか、小さな ON をつくってから質問しているか、その質問に相手がどのように答えているかに注目しましょう。

終わったら、新たな話題を決めて役割を交代し、気づいたことを分かち合いましょう。

③「し」：証拠を探す

　先の見通しが漠然としていてわからないときなど、私たちは不安や恐れを感じるものですが、「幽霊の正体見たり枯れ尾花」のことわざのとおり、怖がっているものの真の姿をみることができれば、自分が必要以上に怖がっていたとわかることがよくあります。

　「……にちがいない」とか「……かもしれない」といった思い込みをもっている相手に、そう考える根拠や証拠をたずねると、相手は自分の思い込みに気づくことができます。

　「そうおっしゃる証拠は何でしょうか？」とシンプルに質問することもできますが、もう少し柔らかく、

「どのようなことから、そうお考えになられたのですか？」
「どのような理由からそう言えるのか、ご説明いただけますか？」

と質問するとよいでしょう。

　たとえば、「絶対にうまくいかないと思うのです」と相手が言ったとき、

「うまくいかないと思うと滅入りますね。『うまくいかない』というのは、どういうことからそう思われるのでしょうか？」

と質問します。相手は質問に答えながら、自分の考えの証拠を探し始めます。根拠がない場合や飛躍し過ぎた考えであった場合には、相手は質問に答える過程で、それに気づくことができます。

　もちろん、正当な理由や根拠がある場合もあるでしょう。それが明らかになることは、援助者側にとって有効な情報収集ができたといえます。

④「か」：感情を追う

　私たちの行動の裏には、何らかの思考や感情があるものです。感情が心のアラームであることは2章で述べましたが、対話中に相手が不意に涙をこぼすとか、声を荒らげるとか、急に伏し目がちになってことばに詰まるといった行動の変化がみえたときには、その裏側にある思考や感情に注目してみましょう。

　たとえば、相手が涙ぐんだとき、
「何か悲しくなってきたようですね。いま、何を考えておられたのか、おさしつかえなければお話しくださいませんか？」
とたずねてみます。

　相手がひどく怒り出したなら、
「何か気に触ることがあったようですが、何を思い浮かべておられたのか、お話しいただけませんか？」
とたずねることができます。

⑤「く」：口癖を拾う

　私たちはたいてい口癖や気に入った言い回しをもっています。

　口癖にはその人固有の考え方が反映しているので、相手がよくつかう言い回しや口癖に注意を向けて、その口癖の背後にある思考パターンや傾向などを浮き彫りにしてみることができます。

　失望している人は、「**しかたない**」「**どうせ**」「**やっぱり**」ということばをよくつかいます。

　怒っている人は、「**なぜ**」「**なんで**」「**不公平だ**」「**信じられない**」「**イラつく**」などを口にします。

こうした口癖は無意識に発していることが多いので、それを拾い上げてみせるだけでも、本人にとっては自分を知るきっかけになります。ソクラテス式質問をつかえば、相手を不用意に傷つけたりせずに口癖を知らせることができます。

　たとえば、相手が「しかたない」と繰り返すときには、「いま気づいたのですが、○○さんはよく『しかたない』とおっしゃっていますね。きっと、がっかりするようなことがたくさんあったのだろうと思います。一番がっかりしたことについてお話しいただけませんか?」
と質問することで、口癖を相手に浮き彫りにしてみせることができます。

思考パターンを表す口癖や慣用句

ことばの背後にあるもの	口癖や慣用句
必ずそうなるに違いないという思い込みや思考パターン	どうせ〜
	やっぱり〜
	きっと〜になる
	〜に違いない
	ほ〜ら、〜だった
	〜はありえない
	必ず〜
	絶対に〜
同じことが再び起こるという思い込みや思考パターン	また〜
頻度多く出現しているという考え方や思考パターン	いつも〜
こうでなければならないという考え	〜ねばならない
	〜べきだ
単純なカテゴリー分け	負け犬　負け組　など
ステレオタイプの考え方	男は泣いてはいけない　など

⑥「か」：慣用句に着目する

相手の話のなかに慣用句や社会通念や一般常識が出てきたときには、ちょっと立ち止まってその意味を質問してみましょう。慣用句の解釈が、話している本人と聞いているこちら側とで異なっている場合があるからです。本来の意味とは解釈が違っていたり、曲解していたりすることがあるかもしれません。

相手の考える一般常識や社会通念を質問してみることで、相手にその考え方は真実なのかどうかを考えてもらうチャンスにできる場合があります。

社会通念のなかには「男は泣いてはいけない」のように、「～は、～べきだ」や「～なので、～であるべきだ」といった考え方が含まれているものが多くあります。しかし、どんなに努力しようとも実現不可能であったり、意味のないものも意外にあったりするものです。もし、真に受ける必要のない社会的通念で相手が苦しんでいるようであれば、「その考え方ははたして正しいのか」を再考してもらうチャンスを提供してみましょう。

たとえば、「男は強くなくてはいけないと思います」と相手が言ったなら、「強いとはどういう意味か」「誰がそう言っているのか」などをたずねることができます。

「たしかに男は強いほうがよいかもしれませんね。ところで、強い男の特徴をいくつかあげるとすれば、どんなものがあげられそうですか？」
「強い男になれるとよいとは思うのですが、強いか強くないかはどのようなことからわかるのでしょうか？」
と、ソクラテス式質問をしてみることができます。

⑦「く」：比べる

「隣の芝生は青い」ということばがあるように、人はとかく比較をしてはそのギャップに自ら悩むものです。

ソクラテス式質問をすることで、実現不可能な不本意な比較で自分を苦しめていることに気づいてもらったり、同じ比較をするのでも他人と自分の比較ではなく、自分の調子のよかったときと現在を比較するように促したりすることができます。

たとえば、

「『最近はいつもうまくいかない』というお話でしたが、かつて調子がよかったときと比べて、どこがどううまくいかないのかを具体的に教えていただけますか？」

と質問することができます。相手は、調子のよかったときと現在とを比較するだけでなく、どの部分が以前と違っているのかに気づけるかもしれません。

「いまの状況は全然ダメだとおっしゃいましたが、いまと比べてまあまあよい状況というと、どこがどのように変わることだと思われますか？」

と質問して、少しでもよい状況はいまとどこがどのように違うのかをイメージしてもらったり、現状において変えることができそうな部分に気づけるように導いたりすることもできます。

⑧「ほ」：ほかの考えを引き出す

ほかの考えとは代替案のことです。

私たちは概して物事を一方向から見る傾向がありますが、出来事や状況を他の角度から見ることができれば、

とらえ方も変わってきます。

　たとえば、コップに水が半分入った状態を、「まだ半分もある」とポジティブにとらえるか、「もう半分しかない」とネガティブにとらえるかでは、気持ちはまるで違ってきます。コップが砂漠の真ん中に置かれているのであれば、コップに半分以下の水であってもポジティブにとらえられるかもしれません。つまり、状況を考慮して物事をとらえる必要があるということです。

　「ほかの考え方はないでしょうか？」「ほかに見方はないでしょうか？」とシンプルに質問することもできますが、ほかの人になったつもりでとらえ直すことを促すこともできます。
「**もし、あなたがカウンセラーだとしたら、あなたと同じ問題で相談にきた人にどう助言してあげられそうでしょうか？**」
と聞いてみたり、
「**あなたの親友があなたと同じ問題で苦しんでいたとしたら、いま何をしたらよいと言ってあげますか？**」
と質問したりできます。

ソクラテス式質問練習課題

練習38 | 1人で

　誰かと対話しているときに、相手の話のあることばにターゲットを絞り、絞り込んだことばについて、ソクラテス式質問の8方略「**数値化する**」「**具体化する**」「**証拠を探す**」「**感情を追う**」「**口癖を拾う**」「**慣用句に着目する**」「**比べる**」「**ほかの考えを引き出す**」のどれかをつかってみましょう。

　相手のことばに焦点づけをしたら、相手をまずは支持してから質問をします。
　質問に対して、相手がどのように答えたかについて注意してみましょう。
　練習で気づいたことはノートにリストにしておきましょう。

③ スキルを身につけよう

練習39 | 2人または3人で

　カウンセラー役と相談者役を決めて、5分間の模擬カウンセリングをします。3人の場合は1人はオブザーバー役になりましょう。

　相談者役は相談する事柄を決め、役になりきって相談しましょう。

　カウンセラー役は、相談者役の話のなかでターゲットになると思うことばを探し、小さなONをつくってから、そのことばに対して今回学んだソクラテス式質問をしてみましょう。

　終わったら役割を交代し、分かち合いの時間をもちましょう。

4 行動か認知に動かす方向づけのスキル

　問題の解決に向けて、そのゴールに至るルートを行動か認知（考え）に定めて相手が一歩を踏み出せるように後押しをするのが、ステップＤです。**方向づけのスキル**を用います。結果を変えられる問題には行動から、変えられない問題の場合は認知からアプローチするのが基本です。行動または認知に動かすことのできるきっかけとなることばを相手の話のなかに探し、共感を用いて支持してから、行動か認知に導く質問をします。

　<u>行動を変える</u>とは、これまでとは違う問題解決法に挑戦してみることや、新しい行動を始めてみることを指します。**考え方を変える**とは、たとえば「完璧でなければならない」という考え方を「まあまあでよしとする」と考えられるようにしたり、「もしかすると、ああなるのかも……」と心配する考え方に対して、不安につながる根拠を相手と一緒に探して、「あれは単なる思い込みだったのか」と気づくようにしたりするなど、考え方に幅をもたせ、結果的に柔軟な考え方ができるようにすることをいいます。

　たとえば、「宇宙人が攻めてくるので家から出られない」と言う相手に対して、本当に宇宙人が襲来しているのならば、まず戦うための行動を起こさなければなりません。しかし、宇宙人はその人の頭のなかだけに大挙して

いるのであれば、考え方を変えることになります。

　もう少し身近な例で考えてみましょう。背が低いことにひどく悩んでいる大人がいるとします。この人は変えられる問題で悩んでいるのか、変えられない問題で悩んでいるのか、いったいどちらでしょうか。

　何かをすれば背が伸びるのであれば、それは「結果を変えられる問題」です。何をしても背が伸びないのであれば、「結果を変えられない問題」で悩んでいるということになります。となると、大人になってからの背は伸びないのですから、これは「変えられない問題」であり、考え方を変えてもらうことになります。

　「背が低いとダメ」という考え方から、「背が低くてもよい」とか「背の高さはあまり重要なことではない」といった現実的な考え方に変えていくのです。言い換えれば、背が低いことをそのまま受け入れられるようにするということです。

　問題が体重であった場合はどうでしょうか。平均より30kgオーバーの体重に悩んでいる人がいた場合、体重は運動や食事で減らすことができますから、「結果を変えられる問題」です。となれば、ダイエットをするなどの行動に介入することになります。

行動に動かす

　では、実際に行動に動かす方法を説明しましょう。自分が何をしたか、周りは何をしたかを、過去・現在・未来について質問していきます。

　たとえば、「毎日がつらくて何もできません」という相

手のことばに着目して質問するならば、
「何もできないのはつらいですね。ところで、具体的にいまできないことをいくつかあげていただくとすると、どんなことがあるでしょうか？」
とたずねることができます。

　行動のルートに乗せるきっかけになることばをその背後の意味と合わせてみておきましょう。

「何をやってもダメ」
→どんな行動も効果がなかった
「何をしたらよいのかわからない」
→どんな行動をとればよいのかわからない
「何が何でも解決しなければ……」
→何らかの行動を取らなければ効果がない
「何をやっても埒が開かない」
→どんな行動も問題を解決しない
「居ても立ってもいられない」
→落ち着かない気持ちでじっとしていられない
「二の足を踏んでしまう」
→不安のために次の一歩が出ない

これを対話のなかで応用すると次のようになります。

患者　：私は何をやってもダメなんです。
医療者：やってもやってもダメだとすると落ち込みますね。
患者　：そうなんです。すっかりうつの気分です。
医療者：なるほど、そうなんですね。ところで、少し教えていただきたいのですが、これまでにどんなことがうまくいかなかったのか、いくつか例をあげてお話しいただけますか？

このように相手の話のなかから行動に結びつくことばを拾って、そこから行動ルートに踏み込みます。
「これまで、その問題についてどんなことをされてきたのでしょうか？」
「これまでに、どんなことがうまくいって、どんなことがうまくいかなかったかを教えてくださいますか？」
「これからどんなことができると思われるのか、いくつかあげてくださいますか？」
「これからどんなことがうまくできないと思われますか？」
など、行動に関する質問をいろいろつくることができます。相手はこれらの質問に答えることをとおして、自分や周りの行動、さらには問題解決法について考えるようになります。

認知に動かす

　考え方に着目して、認知に動かすには、
「そのとき何を考えましたか？」
「何が思い浮かびましたか？」
「どんなイメージが浮かびましたか？」
と質問して考えを浮き彫りにしてみます。
　また、「自分についてどう考えるか」「周り（周りの人や状況）についてどう考えるか」「過去をどう思っているか」「これからどうなると思うか」と主体を動かしたり、時間軸を動かして認知を問うことができます。
　認知のルートに乗せるきっかけになることばとその背後の意味をいくつかあげてみましょう。

「私はダメ人間です」
→自分はダメな人間だと考えている
「みんなの目が気になります」
→周りは自分のことを変だと思っていると考えている
「もう無理かもしれない」
→たぶん解決策はないだろうと考えている
「誰も助けてくれない」
→自分を助けられる人はいないと考えている

どのルートで、どこに動かすか

　行動と認知の要素が同時に出てくる場合もあります。
　たとえば、「どうせやってもムダだと思う」ということばは、「どんな行動をしても、結果はわるいに違いないと考えている」ということですから、「何をすることがムダなのか」に焦点を当てれば行動ルートに、「ムダだと思うのはどうしてか」に着目すれば認知ルートにもっていくことができます。
　それぞれのルートに乗せる対話の例をみておくことにしましょう。

【行動のルートに乗せる】

患者　：もう、どうせ何をやってもムダだと思うんですよ。
医療者：何をやっても効果がないと思うと落ち込みますね。
患者　：そうですね、すっかり滅入っています。
医療者：なるほど、そうですか。ところで、「何をやっても」ということですが、具体的にはどんなことをこれまでにされてきたのか、いくつかあげてくださいますか？

3 スキルを身につけよう

【認知のルートに乗せる】

患者　：もう、どうせ何をやってもムダだと思うんですよ。
医療者：何をやっても効果がないと思うと落ち込みますね。
患者　：そうですね、すっかり滅入っています。
医療者：なるほど、そうですか。ところで、「効果がない」と思われる理由をいくつかお聞かせいただけますか？

行動か認知に動かす練習課題

まずは例題をみてみましょう。

【例題】
「これまで結構頑張ってきたのですが、仕事にやりがいを感じないというか……。なんでこんな仕事をしているのかと思ったら空しくなってしまって。こんなことをしていて何になるんだろうと思うのです」

1) このセリフから、気になることばを選びましょう。
　　やりがいを感じない
2) 気になる部分に関する相手の気持ちは何でしょうか？
　　空しい（やっても意味がないという感じ）、失望感（先がない感じ）
3) その気持ちをつかって相手を ON にするように返してみましょう。
　　これまで仕事を頑張ってきたのにやりがいを感じないとしたら、空しいですね。
4) 行動のルートに乗せる質問をしてみましょう。
　　これまでどんなことをしたときにやりがいを感じたのか、いくつかお話しくださいますか？
5) 認知のルートに乗せる質問をしてみましょう。
　　いまのお仕事からは期待するものが得られないということだと思うので

すが、何が得られないとお考えなのでしょうか？

【例題】に従って、**練習 40 〜 46** の相手の発言に対し、1）〜 5）の設問について考えてみましょう。
　1）このセリフから、気になることばを選びましょう。
　2）気になる部分に関する相手の気持ちは何でしょうか？
　3）その気持ちをつかって相手を ON にするように返してみましょう。
　4）行動のルートに乗せる質問をしてみましょう。
　5）認知のルートに乗せる質問をしてみましょう。

練習 40 ｜ 1人で

「これからのことが不安です。とくに健康のことが心配で……。健康診断に行かなきゃとは思うのですが、いままで一度も行ったことがなくて。何か問題が見つかるのが怖いというか。とにかく不安で。でも健診にも行けなくて」

1）
2）
3）
4）
5）

＜解答例＞
1）健康のことが不安　2）不安、心配、怖い　3）将来のこと、とくに健康のことを考えると心配になりますね。　4）健康維持に対して、これまで何かされてきたことはありますか？　気をつけていることなどをいくつか教えていただければと思います。　5）健康に関して重大な問題というと、具体的にはどんなことが頭に浮かびますか？

練習 41 | 1人で

「いまではほとんど引きこもりです。外に出るとどうしても他人の目が気になってしまって。なんか浮いてしまうっていうか。人に見られている気がしてなんか落ち着かないというか」

1)
2)
3)
4)
5)

<解答例>
1) 他人の目が気になる　2) 不安、怖い　3) 他人の目が気になってしまうと外に出るのが億劫になりますね。　4) これまで外に出るために何かやっていらっしゃることがあるのでしょうか？　5) 他人の目が気になるということですが、他人はあなたのことをどう見ていると思うのか、いくつかあげていただけますか？

練習 42 | 1人で

「薬を飲むのは何か嫌なんです。何か不自然というか、薬なしではいられなくなることにどうしても抵抗があって……。飲んだほうがよいのはわかっているんですけど、人に知られたくないし」

1)
2)
3)
4)
5)

<解答例>
1) 薬を飲むのに抵抗がある　2) 不安、心配、気になる　3) 薬はよいとわかっていても、どうしても薬には抵抗があるのですね。　4) 薬の代わりにこれまでやってみたことがあればお話しくださいますか？　5) 薬を飲むことに対して嫌なイメージがあるようですが、思い浮かぶイメージをあげてくださいますか？

練習43 | 1人で

「家内に先立たれてから心に穴が開いたような気分で。やる気も出ないし、疲れやすくて、ついつい酒を飲んでしまいます。結構、眠れないことも多くて、変な夢で起きたりもします」

1 ）
2 ）
3 ）
4 ）
5 ）

<解答例>
1）やる気も出ないし疲れやすい　2）悲しみ、寂しさ、落ち込み、失望感　3）奥様を亡くされて本当に悲しく寂しい毎日なのですね　4）つらい毎日だと思いますが、一日をどのように過ごされているかを教えてくださいますか？　5）やる気が出ないときにはどのような考えが浮かんでくるのかを教えてくださいますか？

練習44 | 1人で

「いやー、本当に参ってます。ちょっとした失敗なんですけど、おおげさに伝わったみたいで。皆の視線がチクチク痛いんですよ。そんなに大したことないのに、皆が陰でいろいろと言っているんだろうなと思うと……」

1 ）
2 ）
3 ）
4 ）
5 ）

<解答例>
1）皆が陰でいろんなことを言っているんだろうなと思う　2）恥ずかしい、頭にくる、劣等感、穴があったら入りたい、誤解されている　3）皆に誤解されているようで、本当に頭にきますね。　4）その後、誤解を解くために何かをされているのでしょうか？　5）皆さんが、あなたのことをどう言っていると思うのか、具体的な例をいくつかあげてくださいますか？

3 スキルを身につけよう

練習 45 | 1人で

「これから検査入院ってことらしいです。何か悪いものが見つかったらしいという空気を周りから感じるんですが、何かはっきりとは言ってもらっていないので。家族の態度が何か変な気もするし……」

1)
2)
3)
4)
5)

<解答例>
1) 悪いものが見つかったらしいという空気　2) 不安、怖い、不運だ、やられた　3) 周りから何か嫌な雰囲気を感じるとしたら不安ですね。　4) その後、周りの人たちにはどのように対応しているのでしょうか？　5) 悪いものが見つかったと思っていらっしゃるようですが、具体的にはどんなものが見つかったとお考えなのでしょうか？

練習 46 | 1人で

「この前、ちょっと気になることがあって。主人と食事を終えてしばらくすると、何食わぬ顔で『おい、食事にしてくれ』って言うんですよ。『さっき食べたじゃない』って言ったんですが、『食べてない』の一点張りで、どうしちゃったのかしら」

1)
2)
3)
4)
5)

<解答例>
1) ちょっと気になることがあって　2) 不安、不信、恐れ　3) ご主人が不思議な行動をするとしたら、すごく心配ですね。　4) ご主人のことで、これまで何か具体的な対策を講じられてきたのでしょうか？　5) ご主人のことで随分心配されているようですが、具体的には何が起こっていると思われているのでしょうか？

練習 47 | 1人で

　誰かと対話しているときに試してみましょう。

　相手の話を注意深く聞きながら、その発言の背後にある行動または考えにターゲットを絞ります。

　そのターゲットに向けてソクラテス式質問をして、相手の行動または考えを引き出す練習をしてみましょう。

　相手の反応も振り返り、気づいたことをリストにしておきましょう。

5 | 対話スキルの総合課題に挑戦しよう

　ＡＢＣＤのそれぞれのステップでつかえる対話スキルを練習課題とともに順にみてきました。最後に、総合課題としてシナリオを３つ用意しました。ケアの対話の流れをざっと振り返ってみましょう。

　まず相手が抱えている問題をアセスメントして、それが条理問題か不条理問題かを見分けておけば、どうすればその人をケアすることになるのかがわかりやすくなります。条理問題であれ不条理問題であれ、共通しているのは、そこに落ち込みや怒り、悲しみ、不安といった負の感情があることです。まず、この感情をありのままに受け入れる共感のスキルで、相手との関係をONにしましょう。そして、結果を変えられる問題には行動に、変えられない問題には認知にアプローチしてみます。ソクラテス式質問などを用いながら一緒に目標を設定し、解決の方法をできるだけ具体的なものにしていきましょう。本人に代わって答えを出すようなことはせず、この先同じような問題が発生したときに相手が自分で問題を解決できるように援助できれば、結果としてよいケアができたといえます。

　しかし、最終的に相手がどう行動し、どう考えるかは本人の自由意思であり、本人の責任です。ケアの対話スキル

を学んだら、こちらが提供するケアに対していつでも感謝してもらえるというわけにはいきません。予想に反する反応が返ってきたり、ひどく怒鳴られたり、傷つくことばを浴びせられたりということも少なくないのが現実でしょう。

こうしたときに、「相手が怒鳴ったのは、怒らせてしまった自分がわるいんだ」「相手が落ち込んでしまったのは、配慮に欠ける自分のせいだ」と自分を責める気持ちになりそうですが、私たちケア従事者が負うべき責任は自分の側の問題についてであり、患者さんの言動は患者さん自身の責任です。私たちは私たちにできることを一生懸命やらせていただく。それを心に留めてケアを実践していただきたいと思います。

では、これまでに学んだことを踏まえて、対話スキルの総合課題にチャレンジしてみましょう。

対話スキルの総合課題

カウンセラー役と相談者役を決めます。

相談者役がシナリオにある人物になりきって発言を読むところから、10分間のケアの対話をスタートさせましょう。カウンセラー役は相談者との関係をONにして、「そうなんです」のラポートサインを確認しましょう。対話を終えたら役割を交代し、気づいたことを分かち合う時間をもちましょう。

練習48 | **2人で**

シナリオ

相手は50代の、俗にいう「おばちゃんタイプ」の女性です。カジュアルな感じで対話しましょう。相談者役は役になりきって話しましょう。本人は不登校の息子のことで悩んでいますが、「あまり深刻には悩んでない」と言っています。

> 「まあ、この年頃は大変だと聞いているのでそんなに大げさに考えることではないと思うのよ。中学生の息子が学校に行かないんですけどね。もう2年ぐらいだけど、家でゲームをしたりしているみたいなんだけど、まあ不登校もよくあることだって聞くし、あんまり深刻になってもねえ。1か月前には、大暴れして、ガラスを割ったりして驚いたけど。まあ、元気がよいってことなのかしらねえ。まあ、皆さん、こんな感じなんじゃないかしら」

対話の進め方

問題に向かい合うことはつらいものです。多くの人はその問題を過小評価することで不安などに対応しようとします。このケースも、実際に問題があるにもかかわらず、過小評価している点が気になります。関わり方は、まず相手とぶつからない関係づくりをして、その後に具体的に質問を始めるのが常套的手段です。
例)「なるほど、よくある不登校ということですね」→＜そうなんです＞→「あまり、深刻にとらえると苦しくなりますね」→＜そうなんです＞→「ところで、ガラスを割ったりして息子さんは大暴れをしたようですが、これまでにどのような対策を講じてこられたのですか？ 具体的に教えていただけますか？」

練習49 | 2人で

シナリオ

相手は、口数の少ない中年男性です。家庭がうまくいっていないという問題を抱えています。

> 「6か月前に部署転換を言い渡されてから、すっかり気分が滅入ってしまって。新しい部署では自分の力が発揮できないというか。やることがないというか。やりがいというのか、こんなことをしていて何の意味があるのかと思って……。まあ、先月から休職にしてもらっています。10月1日までにこれからのことを決めなければならないし。まったく会社に戻る自信もないので、辞めることも考えてはいるんですけど……。この年齢では再就職は絶対に無理だし……。まだ家のローンとかも残っていて……。辞めるに辞められない状態で……。ここのところなんだか気になったまま一睡もできないんです」

> 対話の進め方

　辞めたいけれど辞められない、力を発揮したいけれど発揮できない、というような葛藤を抱えると、人は案外動けなくなってしまうものです。そのうえに期限などが迫っていたりすると、コントロール感や自信も低下します。関わり方は、相手をまずONにすることからです。その後に具体的な質問をしてみます。
例）「そうですね。仕事に戻らなければと思う反面、戻りたくないという思いもあると、結構追いつめられた気持ちになりますね」→＜そうなんです＞→「締切も迫っているので、最善の決心ができるかどうか不安ですね」→＜そうなんです＞→「ところで、戻るのは自信がないとおっしゃいましたが、具体的にどんなことができないと思っておられるのか、例をあげてくださいますか？」

練習 50　｜ 2人で

シナリオ

　相手は、最近、母親を亡くした方です。ステイ・スキルをつかい相手をONにして、アクセント返しなどをつかいながら話題を絞り込みましょう。

> 「まあ、がんでしたから、いつかこういう日が来るのはわかっていましたが……。まだいろいろと終わっていないこともあった気がして……。父も3年前に亡くなりましたしね。もっと、いろいろとやっておけばよかったと思いますが、いまとなっては遅過ぎますし。まあ、どこかで母のことを疎ましく思っていたところもあって。介護するのは面倒だなとかいつも思ってて……。こちらが出かけようとするときに、いろいろと注文してきたり、出先に電話をかけてきて、『ああしてくれ、こうしてくれ』って言ったりするので、本当に面倒で……。いまになってみると、私がかえって苦しめていたのかもしれないと思います」

> 対話の進め方

　大事な人を亡くすことほど悲しいことはありません。そんなときには悲しみだけではなく、「もっとあれもできたのではないか」「これもすべきだった」という罪悪感や、自分に対する怒りなどが出やすいものです。このケースも悲しみや罪悪感が顕著です。アクセント返しなどで相手をONにしてから、質問を繰り出してみましょう。
例）「こういう日が来るのはわかっていた」→＜そうなんです＞→「とうとうそのときが来てしまったということなんですね」→＜そうなんです＞→「こんなかたちでお母さんを亡くされて、本当

3 スキルを身につけよう

に悲しいですね」→＜そうなんです＞→「お母様に対していろいろできなかったとのことですが、逆にお母様に対してできたことで思い浮かぶことがあれば、いくつかお話しいただけませんか？」

Column

プロフェッショナルの仕事

　精神療法などの専門家が、患者さんや相談者と話し合う話題や取り組む課題を設定することを「アジェンダ設定」と呼びます。専門家と呼ばれる人たちは24時間体制で稼動しているように思いますが、それは緊急時に備えてであって、ふだんの臨床で患者さんに対応できる時間は1対1の面談や診察の場合で30分程度、長くても1時間ほどと決まっているものです。ときには30分に満たない場合もあります。

　こうした時間枠のなかで取り上げることのできる話題や課題は、1回の面談では1つか2つということになります。一方、患者さんからすれば問題は山のようにあって、問題をリストにするといくつも項目が並び、自分ではその優先順位もつけられないのが一般的です。

　プロフェッショナルの仕事は、この時間枠のなかで患者さんや相談者が抱える問題の山から重要なものを見つけ出すことだといえます。1回の面談で扱うことのできる話題や、どうしてもそのときに扱っておきたい話題を、できれば相手と一緒に選ぶことができるとよいでしょう。「今日は30分ぐらい時間がありますので、その時間で私にお手伝いできることはどんなことでしょう？」と相手にたずねてみるのもよい方法です。そうすれば時間を賢くつかえるだけでなく、相手に対して問題解決のよい模範を示すことにつながります。

---- 3章のまとめ ----

ケアの対話でつかえるスキルを、ABCD の 4 つのステップのどこで、どのようにつかうかを考えながら振り返りましょう。

①対話の場をつくるスキルは、どのようなスキルですか？
②対話を俯瞰するための足踏みスキルには、どのようなものがありますか？
③相手との関係を ON にするためのステイ・スキルをあげて、つかい方を説明してください。
④関係を ON にしたあと、ソクラテス式質問をどのようにつかうのかを説明してください。
⑤問題解決に向けて、相手をどのように動かすかについて説明してください。

あとがき

　この本は、ケアを実践する際に必要な対話スキルについて解説したものです。執筆を思い立った理由は、精神療法の研修などに携わらせていただくなかで、現場にいる方々がほんの少しでも対話力を上げれば、言葉による介入を日々のケアのいろいろな場面に応用できるのではないかと感じたからです。

　精神療法について言えば、さまざまな介入法に対して研究がなされ、どんな療法にどれくらいの効果があるかが知られるようになってきました。ケース報告だけでなく、実証的な方法で介入法の効果を測ったり（エンピリカリー・サポーテッド・プラクティス）、実際の患者さんを対象に証拠能力の強い方法を用いて効果を検証する方法（エビデンス・ベースト・プラクティス）による結果報告も多くなされています。

　さらに、その介入法をつかっている治療者やカウンセラーなどに焦点を当てるコモン・ファクター研究も進んでいます。介入者側の持っている性質や介入時のどんな行為が介入効果にどれくらい関係しているのかを明らかにしようとする研究です。研究の結果、「目的指向の介入（明確なゴール設定）」「共感」などが重要な要素であることがわかってきています。今回取り上げたケアのための対話は、こうしたコモン・ファクター研究の結果を意識したものとなっています。患者さんや相談者の近くで働く方々、とくに看護師の皆さんにはぜひ対話スキルを身につけて実践で応用していただきたいと思っています。

　しかし、実際に執筆に至るまでには時間がかかり、多くの方々にとって対話スキルは常識レベルでできることであり、あらためて学ぶ必要はないのかもしれないなどと思いを巡らせるばかりで、なかなか一歩を踏み出すことができませんでした。そんななか日本看護協会出版会から本にまとめる話が舞い込み、重い腰を上げたという次第です。いざ始めてみると、執筆は遅々として進まず、重なるのは紙数ではなく時間ばかりというていたらく、編集スタッフを随分悩ませたと思います。けれど、

今にして思えば、このプロジェクトをこの最後の1ページを書くところまでもってくることができたのは、やはり対話のおかげだったと思います。日本看護協会出版会の上村直子氏をはじめ、私の周りにいる「話せる奴ら」との対話からいろいろなアイディアが生まれ、そして動機づけられたからです。

　最後に、ご指導をいただいている大野裕先生、mcの達人 小畑信吾先生、精神科医として助言をくださった野村俊明先生、古川壽亮先生、そして蟹江絢子先生に感謝を申し上げます。

堀越　勝

堀越 勝
ほりこし まさる

国立精神・神経医療研究センター 認知行動療法センター 特命部長。
1995年、米バイオラ大学大学院にてPh.D.（博士：臨床心理学）取得。クリニカル・サイコロジスト（ライセンス：米マサチューセッツ州）。1997年、米ハーバード大学医学部精神科上席研究員。この間、ケンブリッジ病院の行動医学プログラム、マサチューセッツ総合病院およびマクレーン病院の強迫性障害研究所、サイバーメディシン研究所勤務。2002年、筑波大学大学院人間総合科学研究科専任講師。2008年、駿河台大学大学院心理学研究科教授。2010年、国立精神・神経医療研究センター 認知行動療法センター 研修指導部長。2015年、同センターセンター長。2021年4月より現職。

ケアする人の対話スキル ABCD
ひと たいわ

2015年 3月20日　第1版第1刷発行　　　　　　　　　＜検印省略＞
2021年 8月31日　第1版第5刷発行

著　者　堀越 勝
　　　　ほりこし まさる

発　行　株式会社日本看護協会出版会

　　　　〒150-0001 東京都渋谷区神宮前5-8-2　日本看護協会ビル4階
　　　　〈注文・問合せ／書店窓口〉TEL/0436-23-3271　FAX/0436-23-3272
　　　　〈編集〉TEL/03-5319-7171
　　　　https://www.jnapc.co.jp

装丁・イラスト　木村太亮（DEE WORKS）

印　刷　株式会社トライ

●本書に掲載された著作物の複写・複製・転載・翻訳・データベースへの取り込み、および送信（送信可能化権を含む）・上映・譲渡に関する許諾権は、株式会社日本看護協会出版会が保有しています。

●本書掲載のURLやQRコードなどのリンク先は、予告なしに変更・削除される場合があります。

JCOPY〈出版者著作権管理機構 委託出版物〉
本書の無断複製は著作権法上での例外を除き禁じられています。複製される場合は、その都度事前に一般社団法人出版者著作権管理機構（電話 03-5244-5088、FAX 03-5244-5089、e-mail: info@jcopy.or.jp）の許諾を得てください。

©2015 Printed in Japan　　　　　　　　　　　　ISBN 978-4-8180-1869-3